JN218068

健康になる！
運動能力が
上がる！

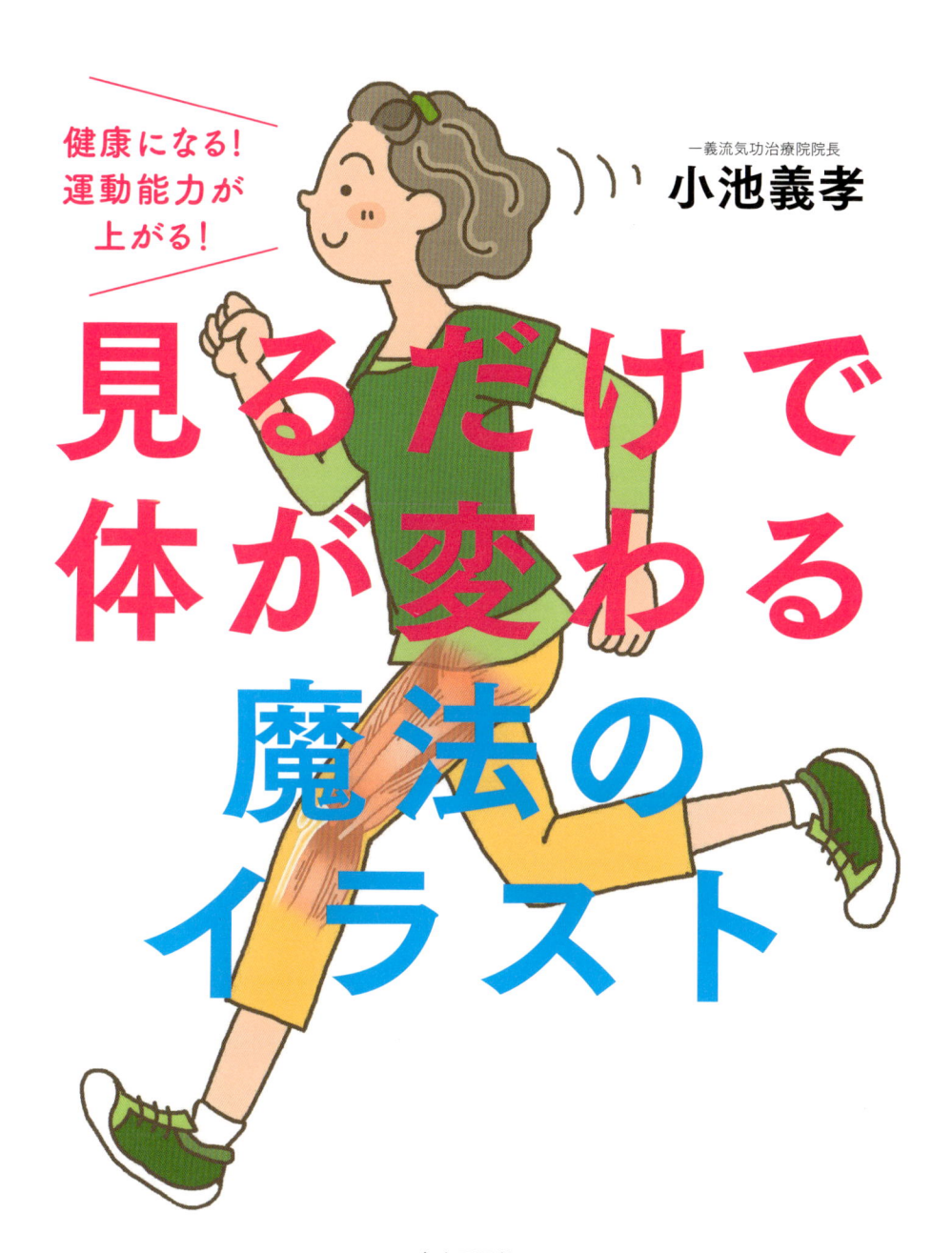

一義流気功治療院院長
小池義孝

見るだけで体が変わる魔法のイラスト

自由国民社

はじめに

　体操でもストレッチでもトレーニングでもなく、一瞬で体を変えてしまう。

　それが本書の「魔法のイラスト」です。

　体は外側からしか見られません。
　実はそれが、多くの誤ったイメージをもたらし、人の健康を害し、運動能力を下げています。

　間違ったイメージで体を動かしているせいで、肉体に余計な負担がかかり、痛みやこりの元凶になっています。
　運動能力も大きく制限されています。

　この本の「魔法のイラスト」は、驚くほど簡単に、あなたの間違ったイメージを正してくれます。

　小学校高学年くらいの年代から、理解できるようになっています。
　ただ見て知るだけで、健康効果と運動能力の圧倒的な向上が手に入ります。

　一度、知って身につければ、一生の財産です。

目　次

首のつけ根

この絵を見て、

普通に首を曲げたり、

ねじったりしてみて

ください。

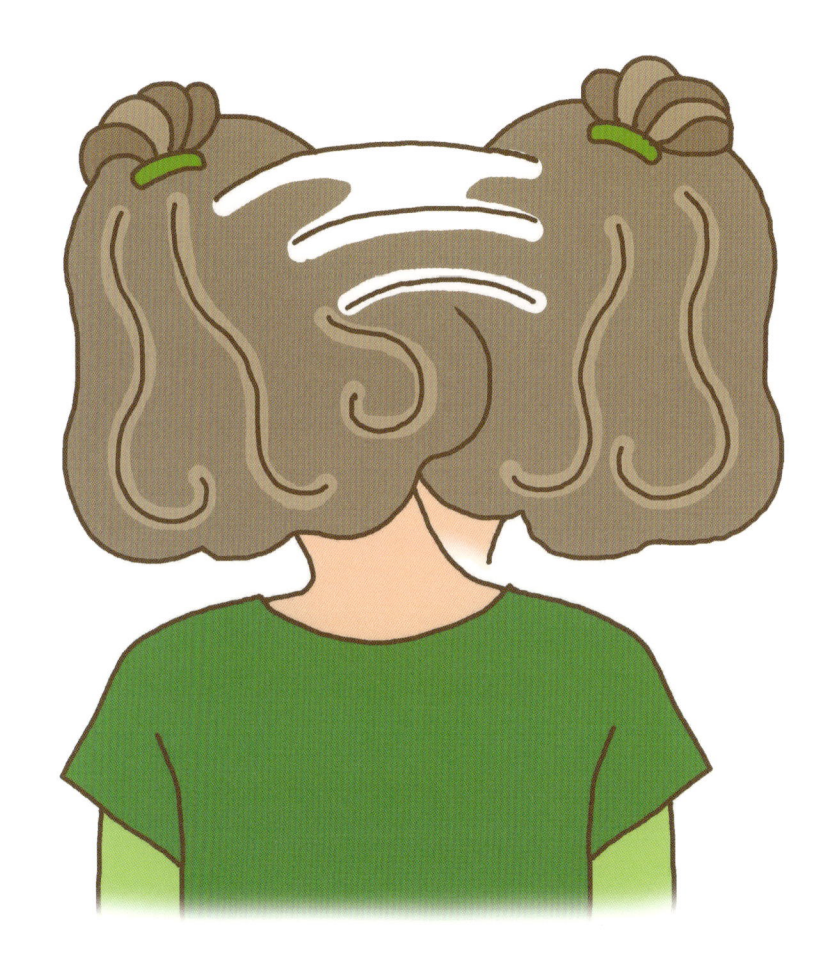

魔法のイラスト

見るだけで体が変わる

とっても
カンタン！

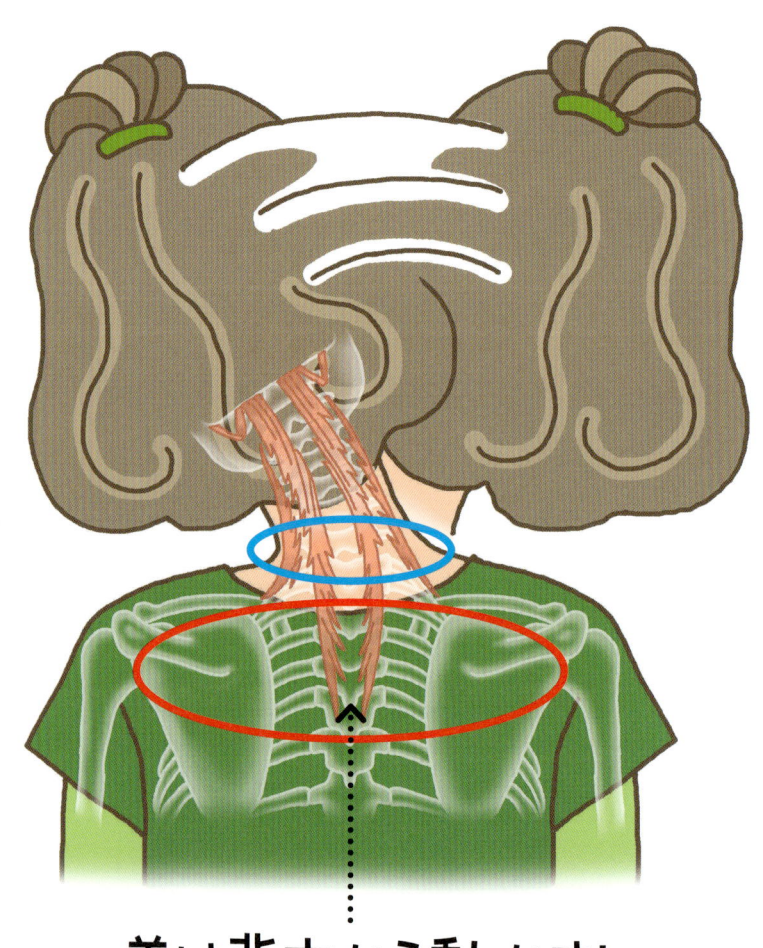

首は背中から動かす！

8

首のつけ根のヒミツ

　皆さん、首のつけ根は青い丸の所だと思っています。だから首を動かそうとした時に、そこから折り曲げたり、ねじろうとしたりします。外から見れば、青い丸の場所から動かすように錯覚するからです。

　でも透けている筋肉を見てください。首を動かす筋肉は、赤い丸から始まっています。だから筋肉レベルでは、首のつけ根はここなんです。

　赤い丸の場所を意識して、同じように、普通に首を曲げたり、ねじったりしてみてください。どうですか？さっきよりもスムーズに、楽に、自由に首が動かせるようになりましたよね！

　青い丸をつけ根と誤ってイメージすると、筋肉の途中から動かそうと無理がかかります。その結果、首に余計な力が入ってこりや痛みの原因になります。意識を正しく筋肉のつけ根に置くだけで、負担も大幅に軽減してくれます。

首の骨

イラストのように、
首を左右に
交互に傾けてください。

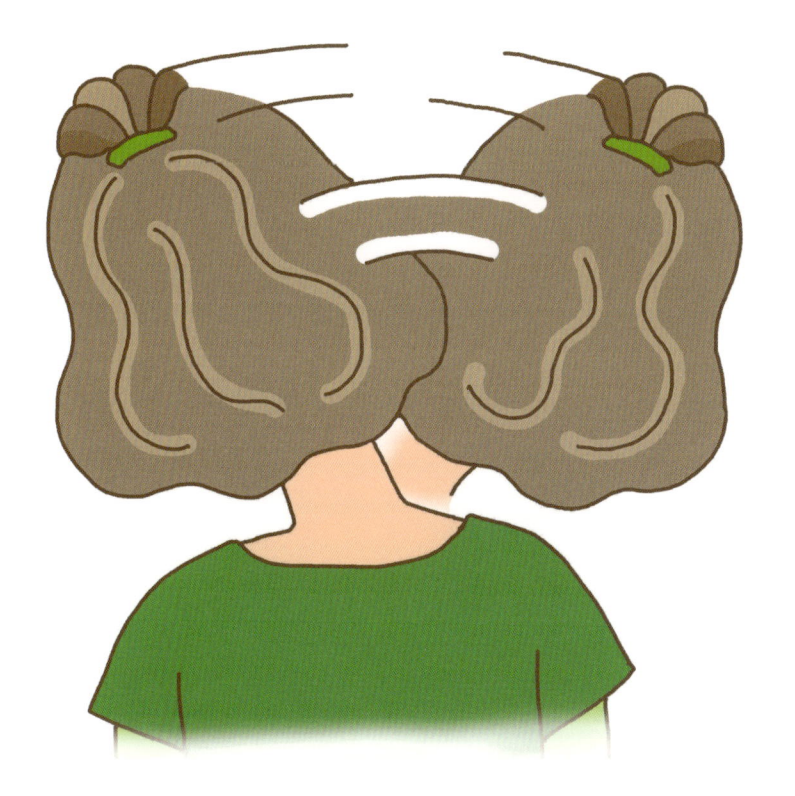

頭から動かそうとしない！

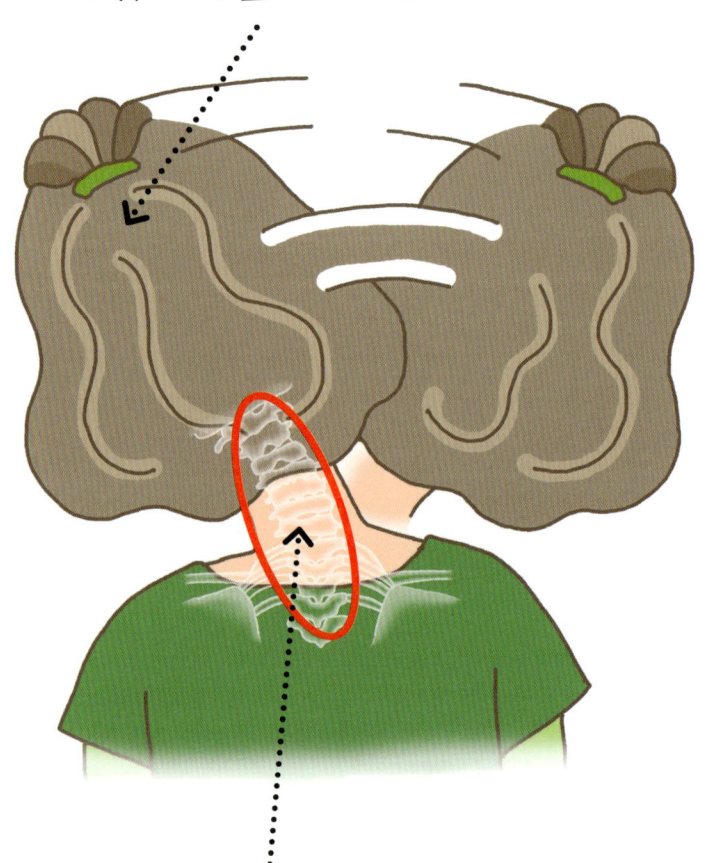

首の中心、骨を意識すると
楽に動く！

12

首の骨のヒミツ

　首を傾けようとすると、多くの方が頭を動かそうとします。首の側面の筋肉で重い頭を支える形になり、結構な負担がかかります。

　これを赤い丸、首の骨全体を意識してやってみてください。
　首の動きがスムーズになり、頭も軽く感じられると思います。

　頭を動かそうとすると、首の側面に力が入り、中心が不安定になります。
　意識を首の骨に持っていくことで、中心がしっかりと安定するのです。

　首に不調を抱える方は、頭ではなく、首の骨を意識して動かすようにしてみてください。p8-9「首のつけ根のヒミツ」の首の筋肉と合わせて意識すると、さらに負担が減ります。
　その不調は、頭の重さを不安定な首で支えているせいかもしれません。

肺と呼吸

この絵を見て、
普通に大きく
呼吸してみてください。

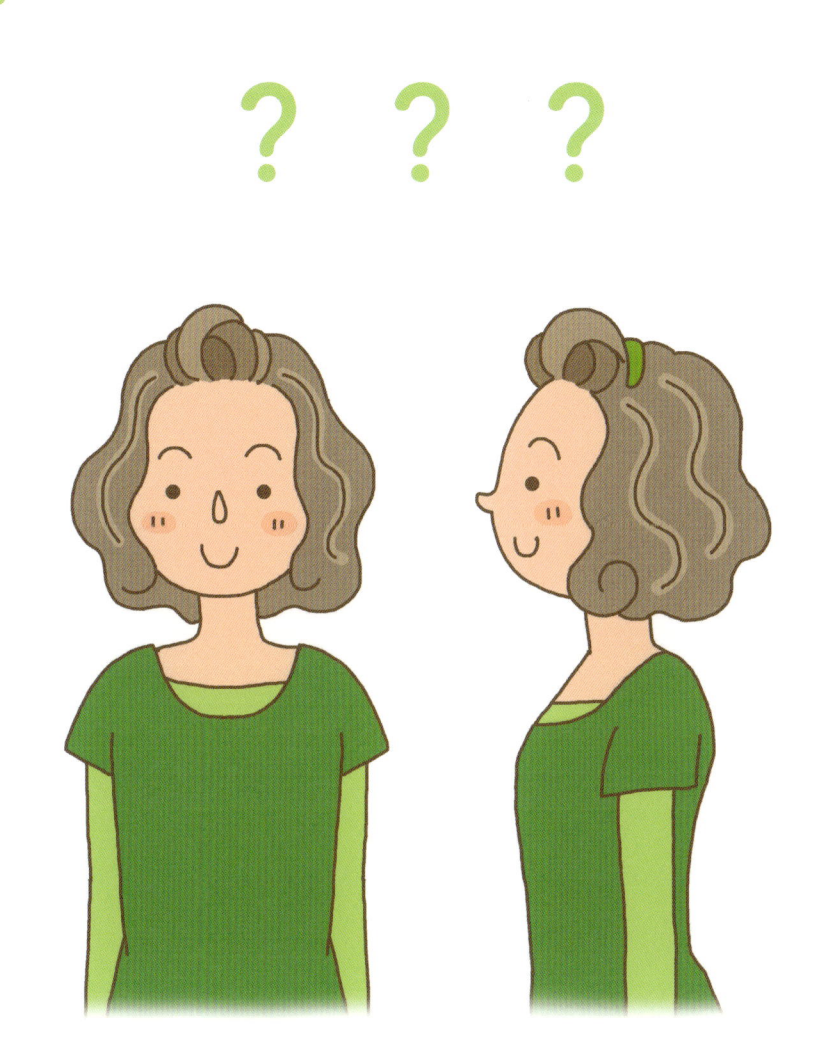

鎖骨(さ こつ)の上まで広がっている！

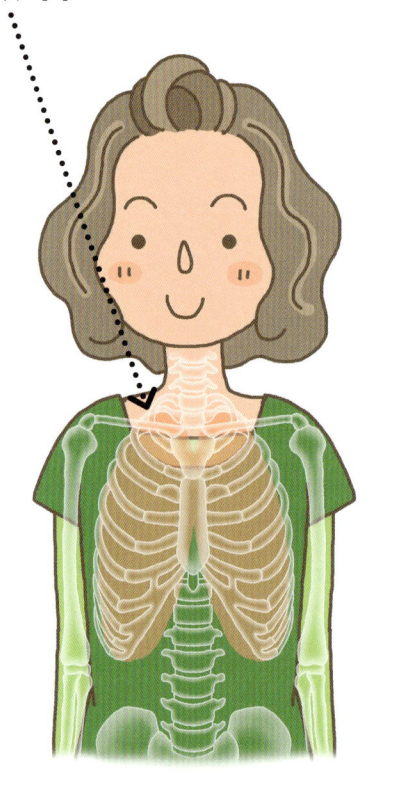
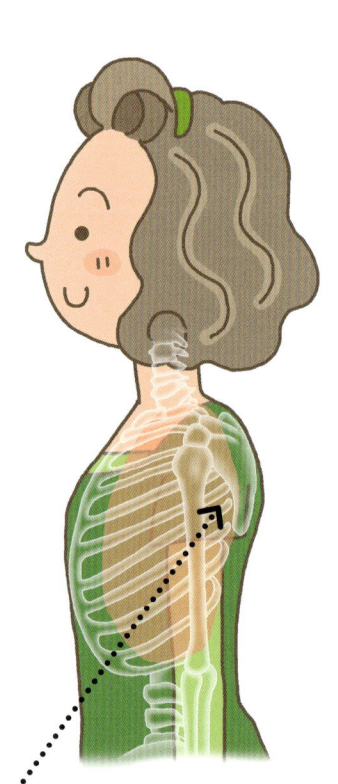

背骨まで大きく広がっている！

肺と呼吸のヒミツ

　肺の大きさに注目してください。上は鎖骨を少し超えていて、横は肋骨いっぱい、後ろは背骨につくように広がっています。

　この大きな肺を意識しながら、大きく呼吸してみてください。

　……いかがでしょうか？　先ほどは動かなかった場所が、動いたと思います。鎖骨の上、胸の両横、背中が全体的に風船のようにふくらんだと、お気づきでしょうか。

　実は皆さん、肺を実際よりもかなり小さくイメージしているんです。

　肺は、周囲の筋肉を使って収縮させています。意識的に動かせる筋肉なので、イメージを間違えると、その悪影響を受けてしまいます。半ば無意識に、実際よりも小さな肺を動かそうとしていたのです。

　正しく大きな肺にイメージが更新されると、その大きな肺を動かす筋肉の使い方になります。だから、呼吸が大きくなるんですね。これだけで、体温が上がった人、肩や背中の痛みが取れた人もいますよ。

肩

このイラストを見て、
普通に腕を上げたり、
自由に動かしたり
してください。

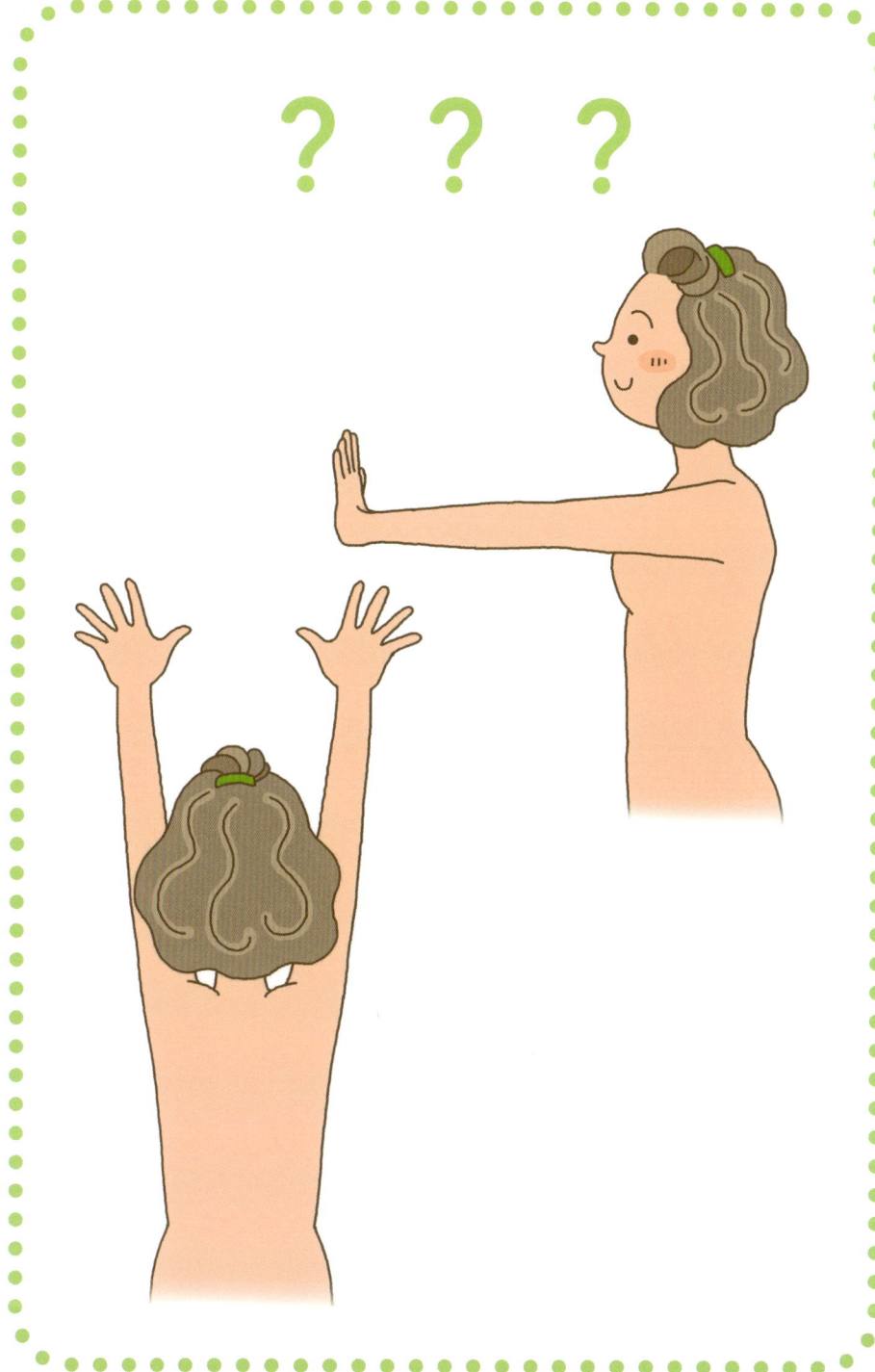

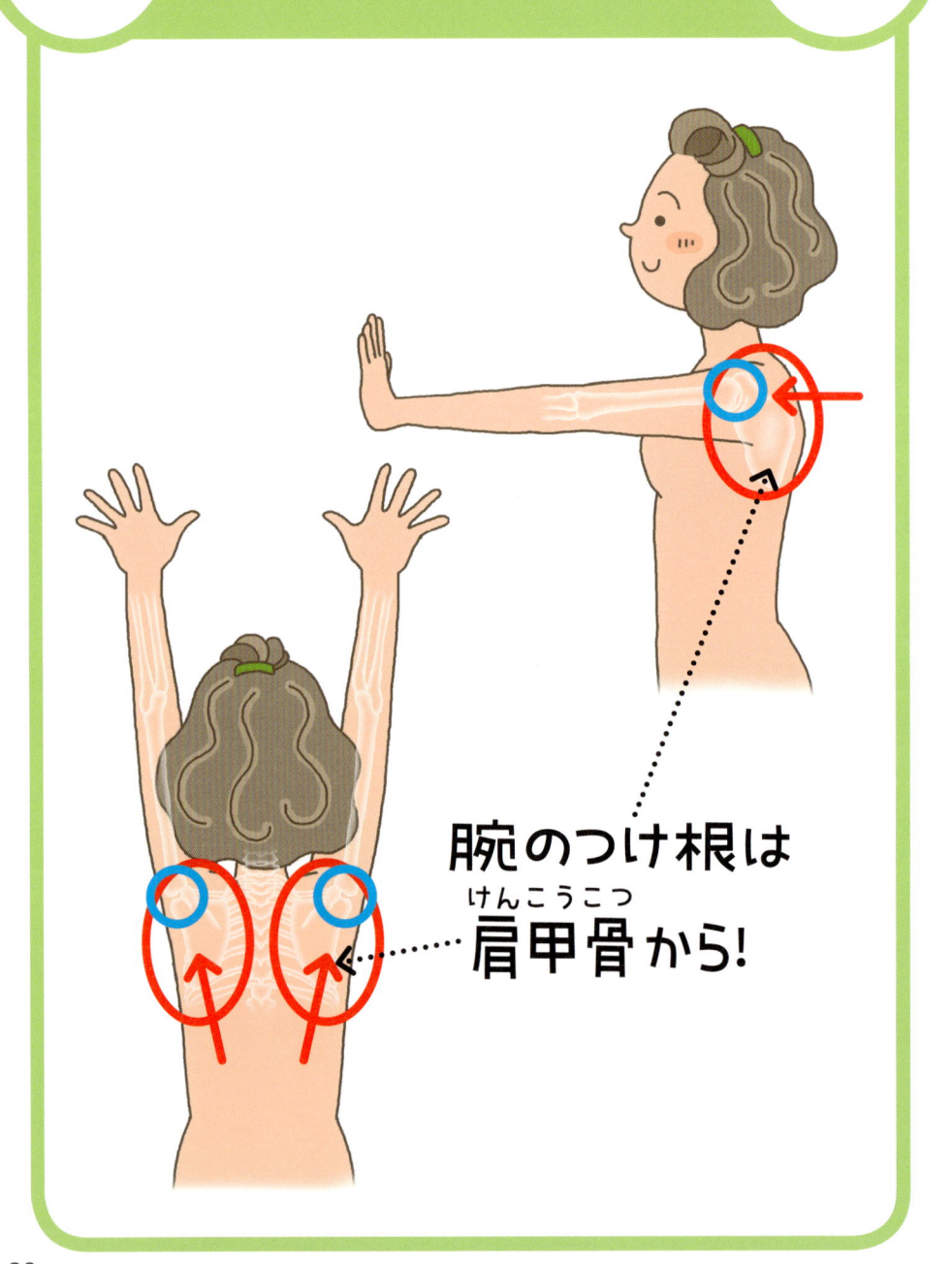

腕のつけ根は
けんこうこつ
肩甲骨 から！

20

肩のヒミツ

赤い丸の箇所は、肩甲骨です。青い丸は、肩関節です。ほとんどの方が、青い丸の位置を腕のつけ根だと思っています。だから腕を動かす時、肩関節から動かそうとします。

イラストをよく見てください。肩甲骨は、腕の骨とつながっています。腕のつけ根は、赤い丸の箇所＝肩甲骨であるとも考えられるのです。

犬や馬など、他の哺乳類にも肩甲骨があります。前足の骨と肩甲骨が一体となって、力強く前足を使えます。一方、人間の背中は平べったく、肩甲骨と腕の骨とが分離しています。直立し、力強さよりも動かせる範囲の広さを優先させたからです。

けれども意識次第で、人間はその力強さに近づけます。腕のつけ根を、肩関節ではなく、肩甲骨と意識して、自由に動かしてみてください。動きが大きくダイナミックになり、何だか力強くなった感じがしませんか？

試しに、壁をグッと押して比べて、それぞれの違いを実感してみてください。発揮できるパワーの差に、驚かれるはずです。

力仕事をする時、「腕のつけ根は肩甲骨」ですよ。

肩甲骨

イラストのように、

壁を押してみて

ください。

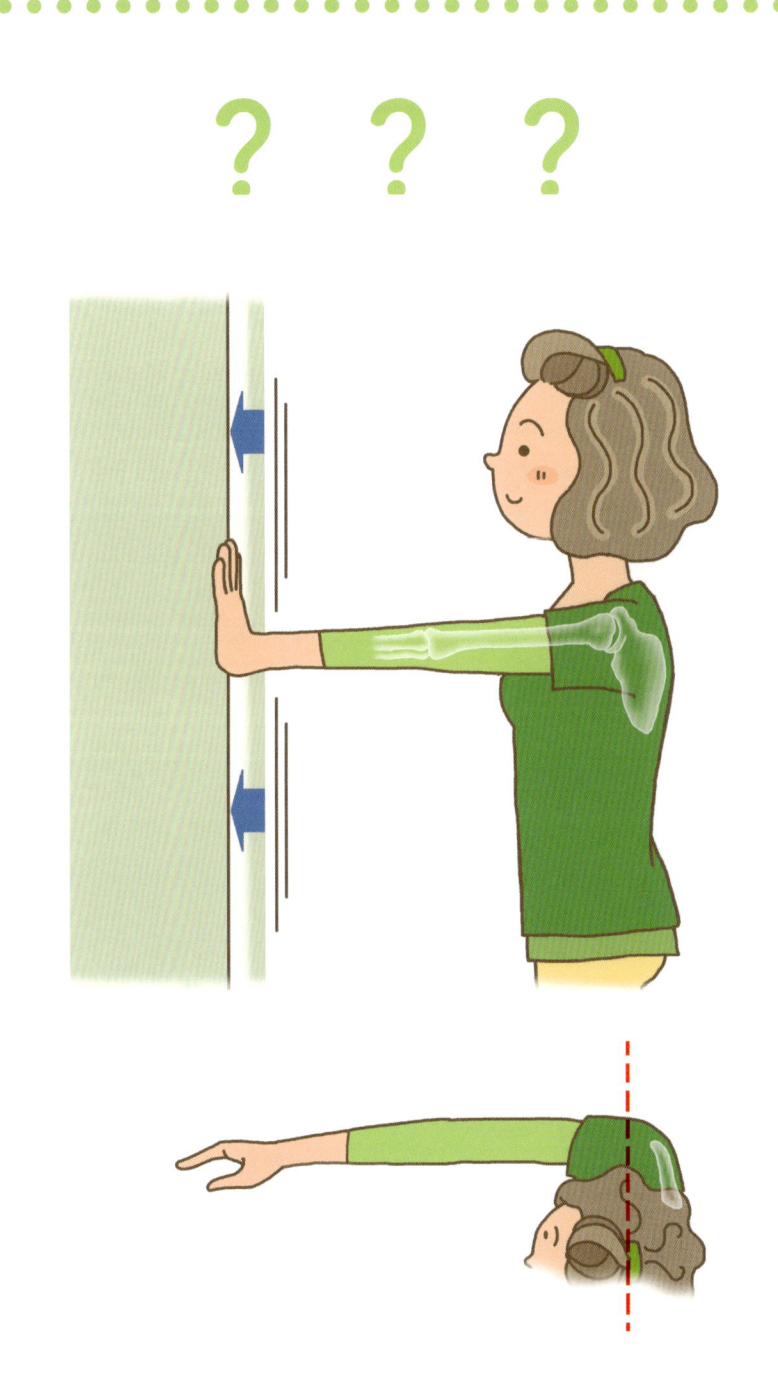

魔法のイラスト

けんこうこつ
肩甲骨を使いこなす!

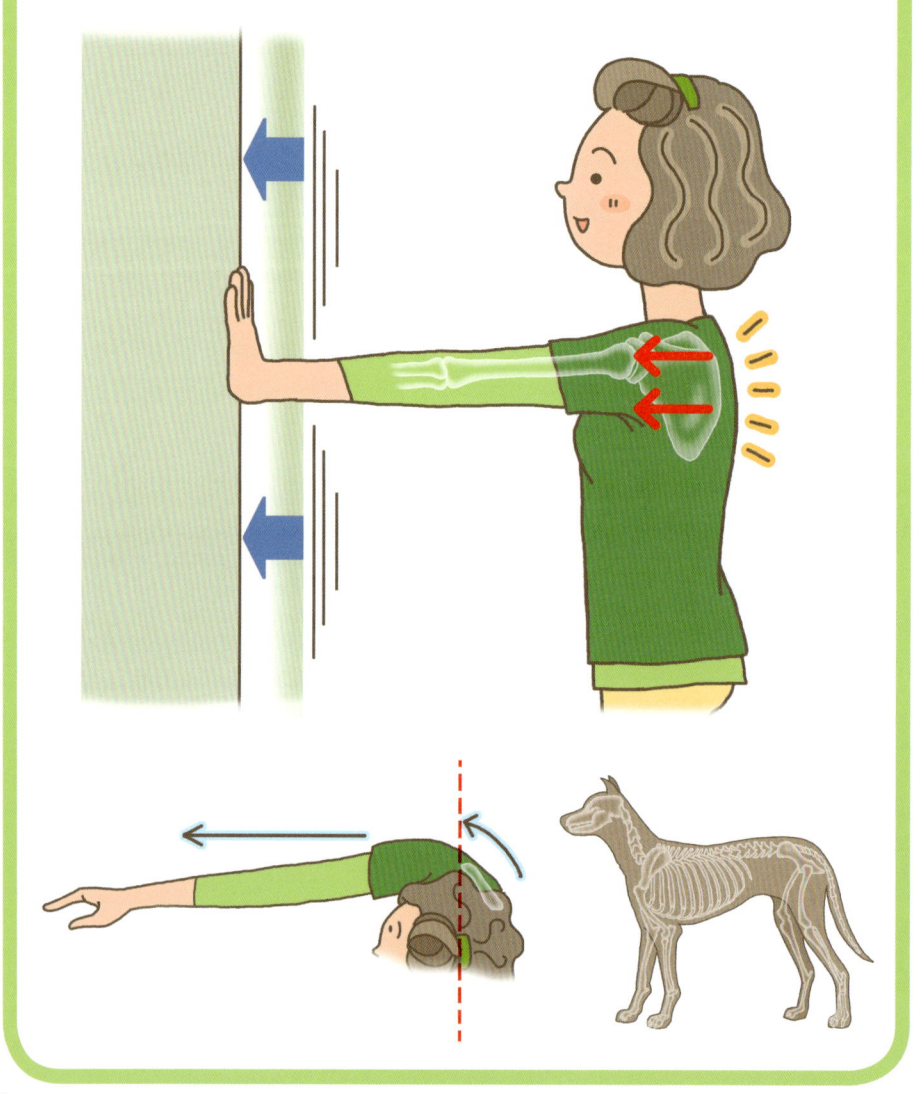

肩甲骨のヒミツその1

　ただ肩甲骨（けんこうこつ）を意識して腕を使うだけで、明らかに力の入り方が変わります。ここでは、より上級編のやや難易度の高い方法をお伝えします。使いこなせば、さらに強い腕力を実現できます。

　四足歩行動物は、前足を力強く使います。ですから肩甲骨と前足の骨が一体となり、体幹部（たいかんぶ）の力を前足で効率的に発揮できるようになっています。

　一方、人間は直立して二足歩行です。前足にあたる腕は、力強さよりも、動かせる範囲の広さを優先させています。結果として背中は広く平らになり、腕は肩甲骨と分離され、自由に大きく左右に動かせるようになりました。肩甲骨と分離すれば、体幹部の力を腕に伝えにくくなるのは避けられません。

　けれども人間の肉体には、四足歩行動物の可能性が秘められています。肩甲骨は、背中の上をすべるように動きます。意識して、肩甲骨をイラストのようにぐっと腕の方にスライドさせてみてください。可動域（かどういき）の限界を攻めていますから、やや苦しさはあると思います。この状態をキープして、腕を使うのです。

　重い物を持ち上げるなど、強い力を必要とする時、この肩甲骨スライドを試してみてください。力仕事をしている人は、作業が格段に楽になります。腕相撲だって、別人の強さです。

肩甲骨＋胸鎖関節で
腕を完全に使いこなす！

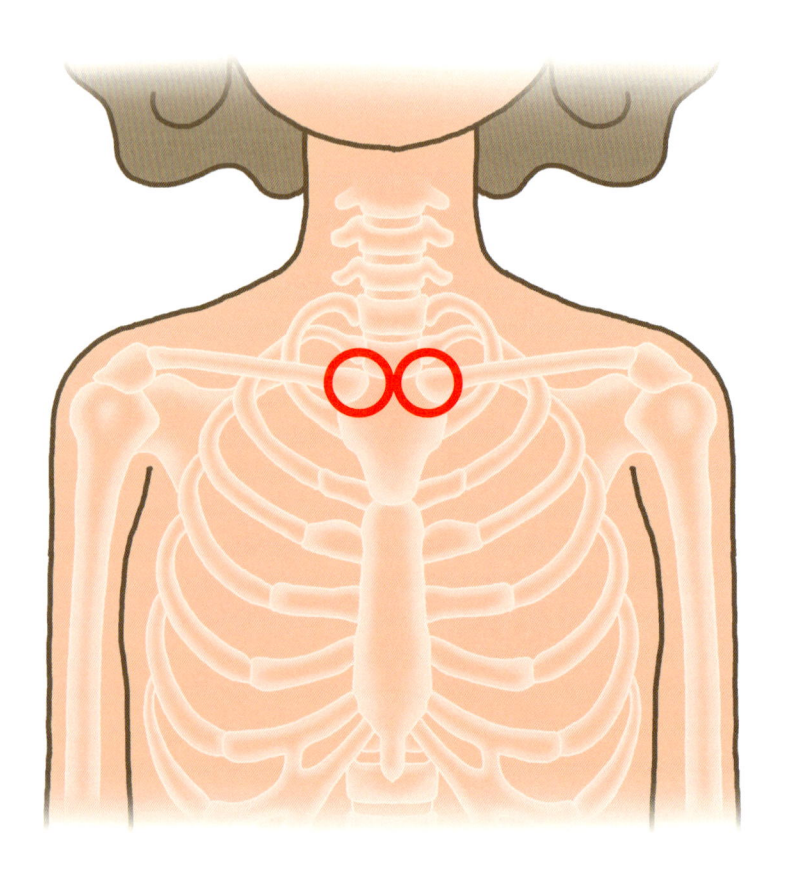

肩甲骨のヒミツその2

　肩甲骨を腕のつけ根と意識することで、動かせる範囲、腕力、ともに大きな向上があります。このイラストは、その機能をさらに前進させます。

　赤い丸は、胸鎖関節と呼ばれるものです。胸骨と呼ばれる胸の中心にある厚い骨と、鎖骨をつなぐ関節です。腕はここから始まります。そして鎖骨は、肩甲骨とつながっています。胸鎖関節は、肩甲骨のパワーの源です。

　肩甲骨を広く腕のつけ根として意識すると同時に、胸鎖関節も意識して腕を動かしてみてください。前に出したり、上げたり、回してみたり、いろいろと試してみてください。どうでしょうか。肩甲骨がより安定して決まり、さらに自由自在に動かせ、力強さも増します。

コラム 肩甲骨体操

　肩甲骨が腕のつけ根だと理解したところで、せっかくですから、ちょっとした肩甲骨体操もご紹介します。

　背中、首、肩のこりと痛みに効果があります。頭痛、疲労、血行不良、冷え性などにも、効果が及ぶかもしれません。

　やり方は簡単です。肩甲骨を上下左右、いろいろな方向に思い切って動かします。たまに可動域の限界まで攻めてみます。細かい動きの決まりはありません。とにかく肩甲骨をノビノビと躍動させてください。

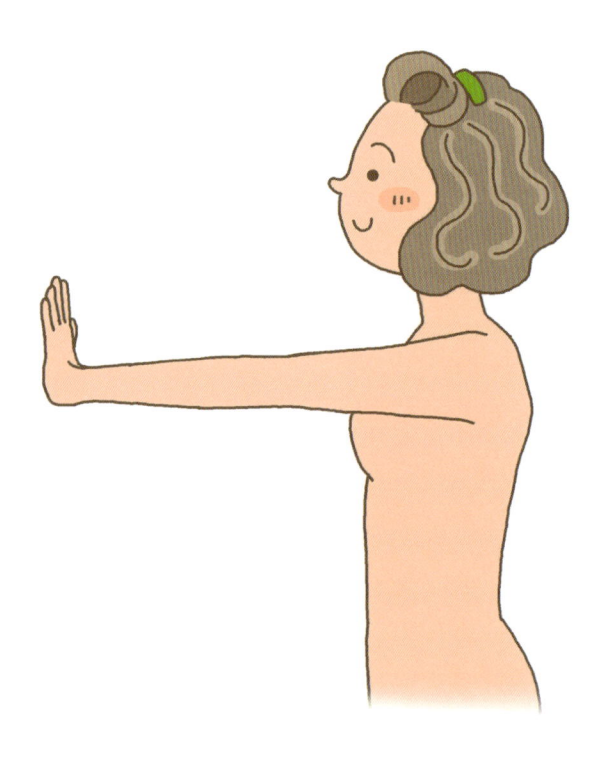

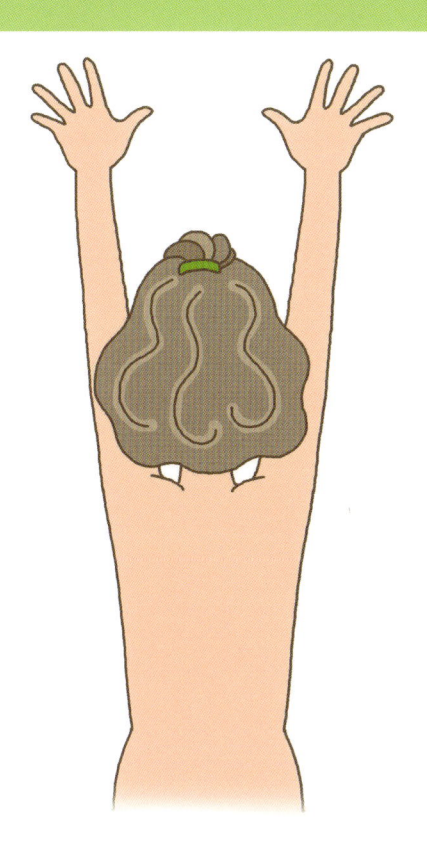

　2〜3分も行えば、効果ありです。本格的な体操、ストレッチもありますが、これだけでもかなり違います。

　動かしていると、多くの人が、きっとゴリゴリとした感触を覚えると思います。ゴリゴリとするのは、こりがあったり、老廃物がたまっていたりするからと言われています。肩甲骨体操を続けているうちに、ゴリゴリも無くなっていきます。

　それと一緒に、背中全体も十分に動かすようにすると良いでしょう。筋肉は動かさないと硬くなるのですが、普通の日常生活では、背中はなかなか使いません。積極的に動かして、健康的な背中を目指しましょう。

背骨その1

背骨を、自由に
グニャグニャと
動かしてください。

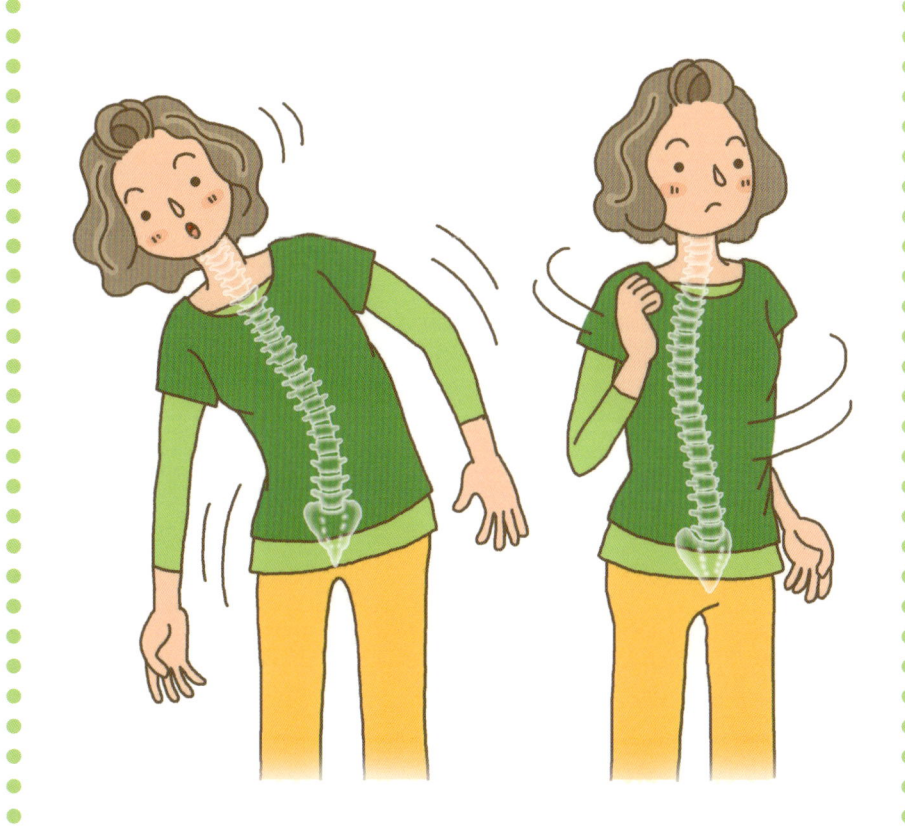

31

魔法のイラスト

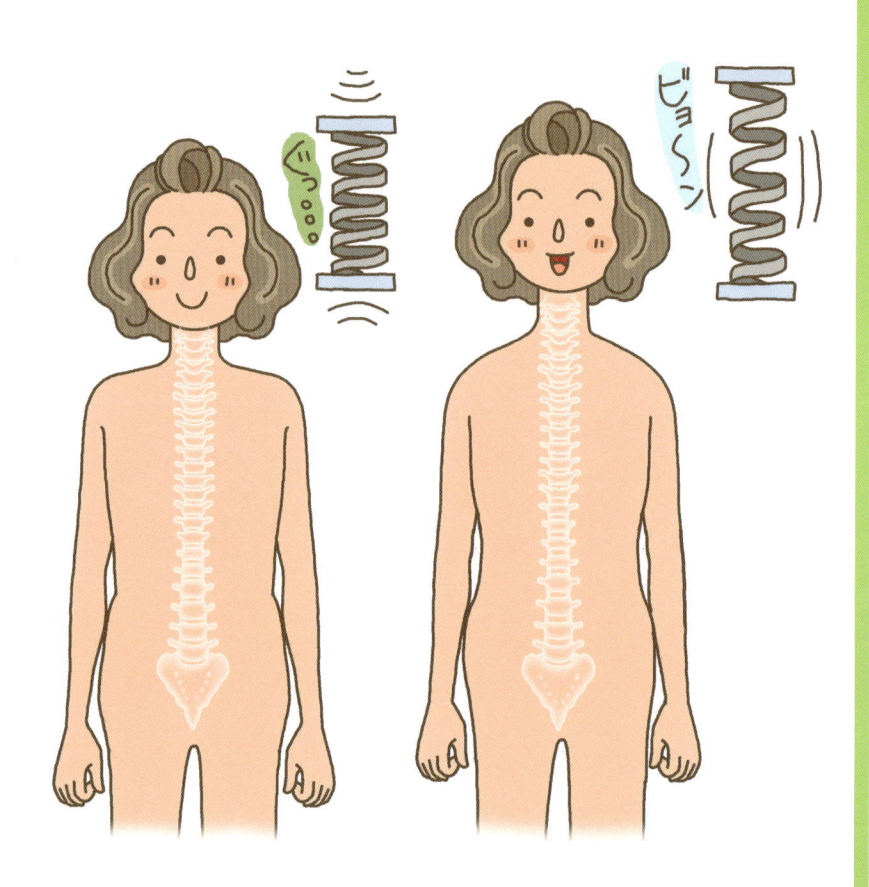

ビヨ〜ンとバネのように伸ばす!
→とても動きやすくなる!

背骨のヒミツその1

　背骨を、バネだと思ってください。それだけで背骨をもっと自由に使いこなせます。背骨の一つ一つを椎骨（ついこつ）と言います。椎骨と椎骨の間は、実は伸び縮みします。

　バネは縮めると硬くなり、伸ばすと柔らかくなります。背骨も同じです。

　椎骨と椎骨の間をグッと詰めるようにしてください。その状態のまま、自由にグニャグニャと動かしてみてください。硬く、動き難いと思います。痛みも出るかもしれません。

　次に、逆に椎骨と椎骨の間をビヨ〜ンと引き伸ばすようにして、同じように動かしてみてください。今度は、なめらかに動いたと思います。

　背骨を伸ばして動くと、上半身が束縛（そくばく）から解放されたようになります。なめらかに、大きく動けるようになります。スポーツをされる方は、背骨を鞭（むち）のように振るった勢いで腕が振られる感覚を試してみてください。体幹（たいかん）パワーを、腕に効率的に伝えられます。

　また背骨を伸ばして、グニャグニャと動かすのは、優れた健康法にもなります。

　1〜2分で効果があり、背中と腰がゆるみます。

背骨その2

イラストのように、
身体を傾けてください。
これを左右交互に、
何回か
繰り返してください。

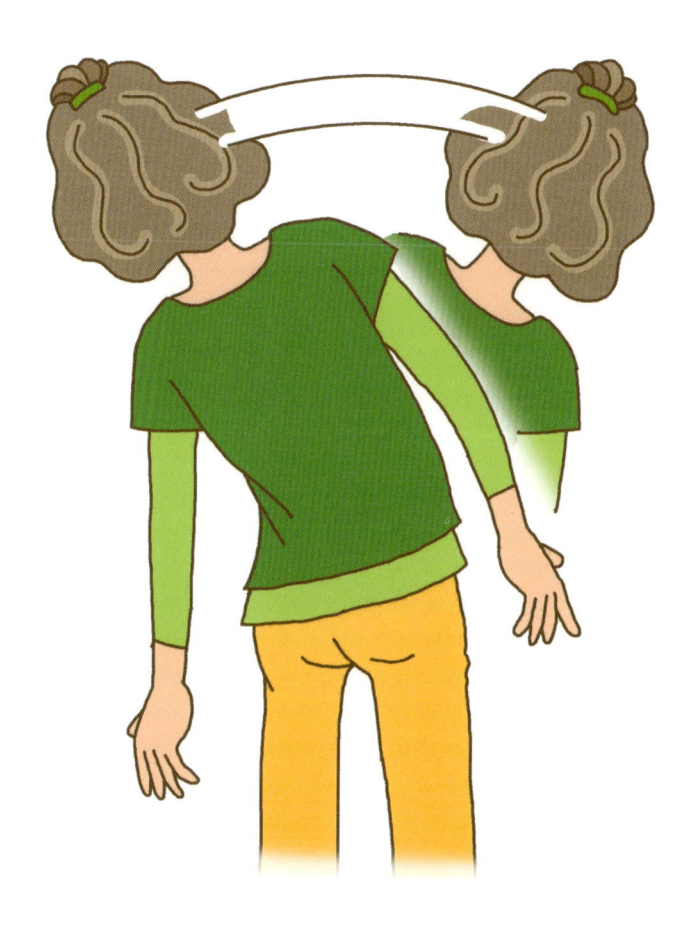

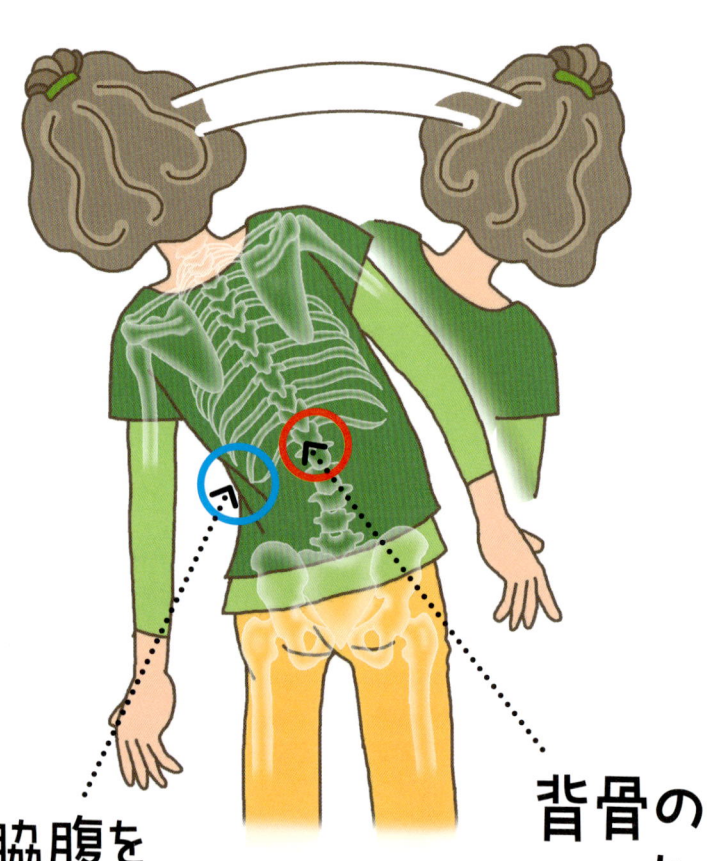

脇腹を
曲げようと
しない!

背骨の
ココを
曲げる!

背骨のヒミツその2

　イラストのように身体を傾けようとすると、多くの人は、青い丸のウエスト部分を曲げようと意識します。外側からその動きを見た時、ウエスト部分に強い印象があるからです。

　本来、この動きは背骨が主役です。背骨が横に倒れて曲がった結果、ウエスト部分に凹みが生じるという順序です。ウエストに意識を向けて曲げると、この順序があべこべになります。その分、身体の使い方に無理が生じて、余計に力を入れなければなりません。

　意識を向けるべきは、赤い丸です。ここは背骨の胸椎と腰椎の境目で、曲げる際には中心となる箇所です。この場所から背骨を曲げて、身体を傾けてみてください。同じように、交互に、何度か繰り返してください。どうでしょうか？　驚くほど楽に、身体を動かせたと思います。上体を左右にねじる時も、ここを意識するとスムーズにより大きくねじれます。

　日常生活でも、スポーツでも、この動きは頻出します。肉体負担の軽減、パフォーマンスの向上と、大いに活躍してくれる意識です。

大腰筋その1

普通に、

いつも通りに

歩いてみてください。

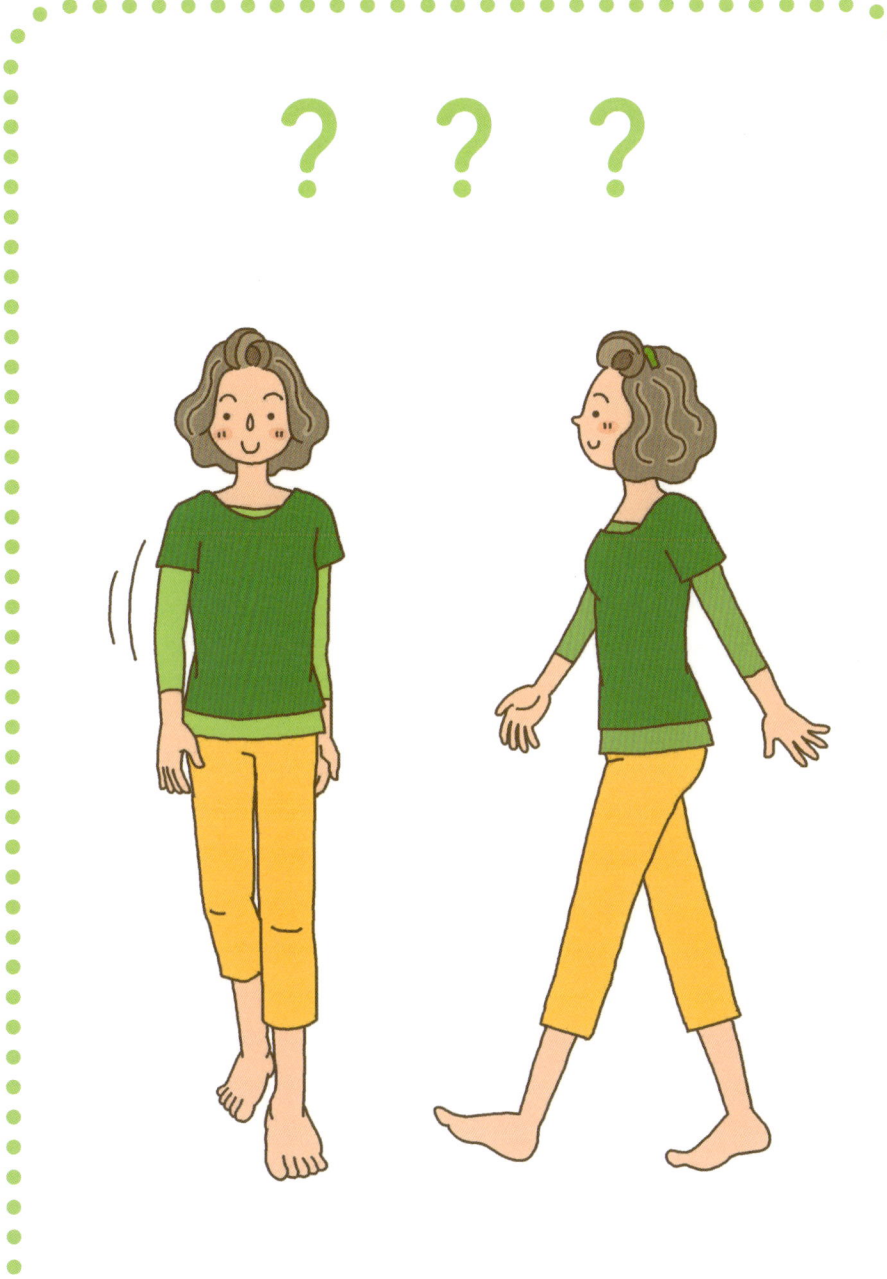

魔法のイラスト

足のつけ根はココ!

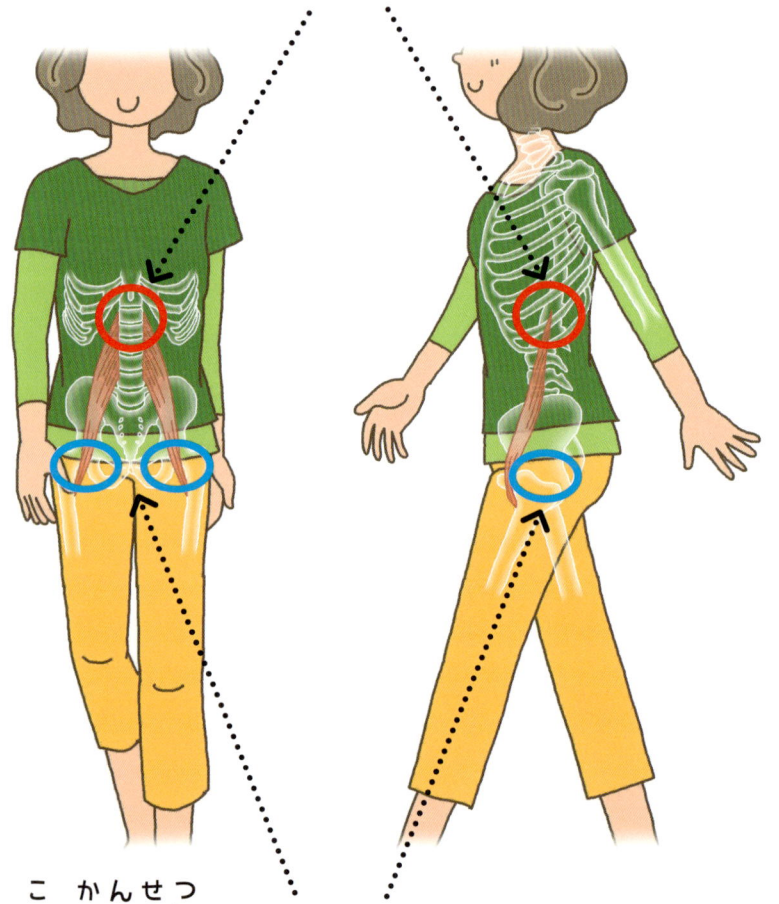

股関節は足のつけ根ではない!

大腰筋のヒミツその1

　足のつけ根は、どこだと思いますか？　ほとんどの方が、青い丸の太もものつけ根だと思っています。確かに、股関節のある場所なので、骨格で見れば間違いありません。しかし足を動かす筋肉で見れば、赤い丸のところが正解です。

　この筋肉は、大腰筋といいます。インナーマッスルという言葉はすっかりおなじみになりましたが、その代表格のような存在です。

　大腰筋の始まりは、鳩尾（みぞおち）のあたりです。そこが足のつけ根だと意識して、歩いてみてください。鳩尾の高さの背中から、足を動かし出すイメージです。最初は、ぎこちなくても構いません。

　この歩き方を「大腰筋ウォーキング」と名づけます。

　大腰筋ウォーキングは、一歩の幅が大きくなり、歩くスピードも速くなります。骨盤の中が動くために、骨盤の歪みも調整されます。背中が自然と伸び、姿勢が良くなります。ピッチを上げれば、優秀なエクササイズにもなります。血行が良くなり、こりが軽減されます。大腰筋そのものと腹筋が鍛えられて、体幹が強くなります。腰痛の改善や防止も期待できます。お年寄りには、転倒防止にもなります。その効果は、一石二鳥どころではありません。

大腰筋その2

うつむき加減で
トボトボと歩いてください。
その時、わざと
「将来が不安だ……」
といったような
ネガティブな考えを
してみてください。

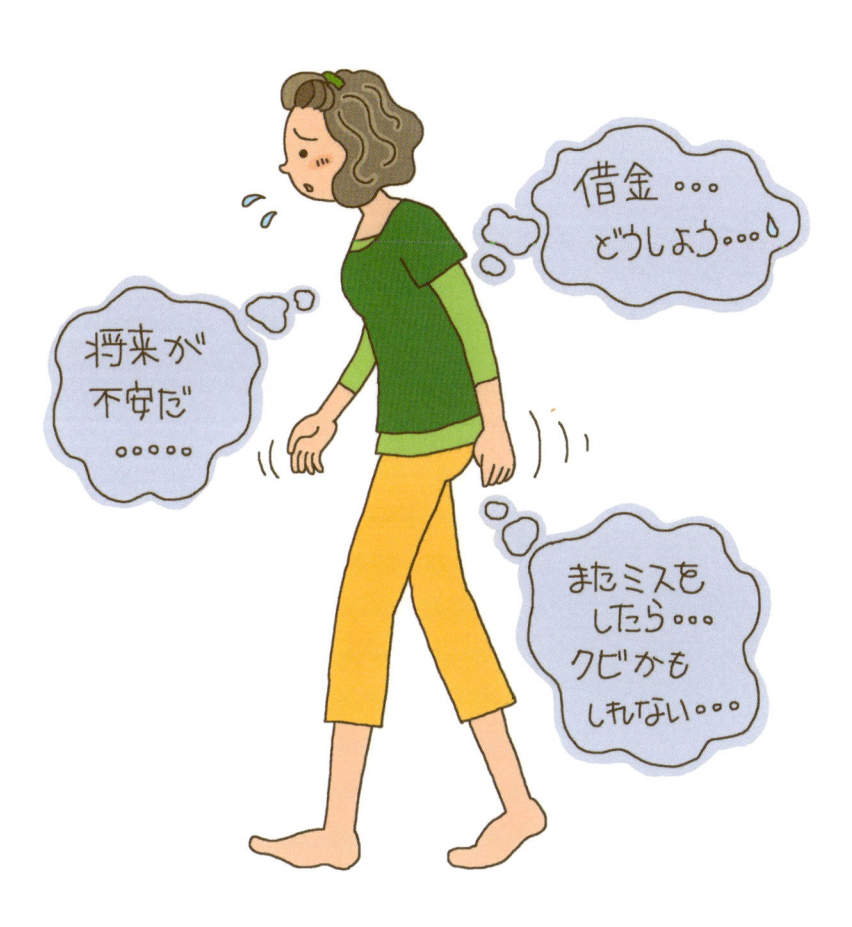

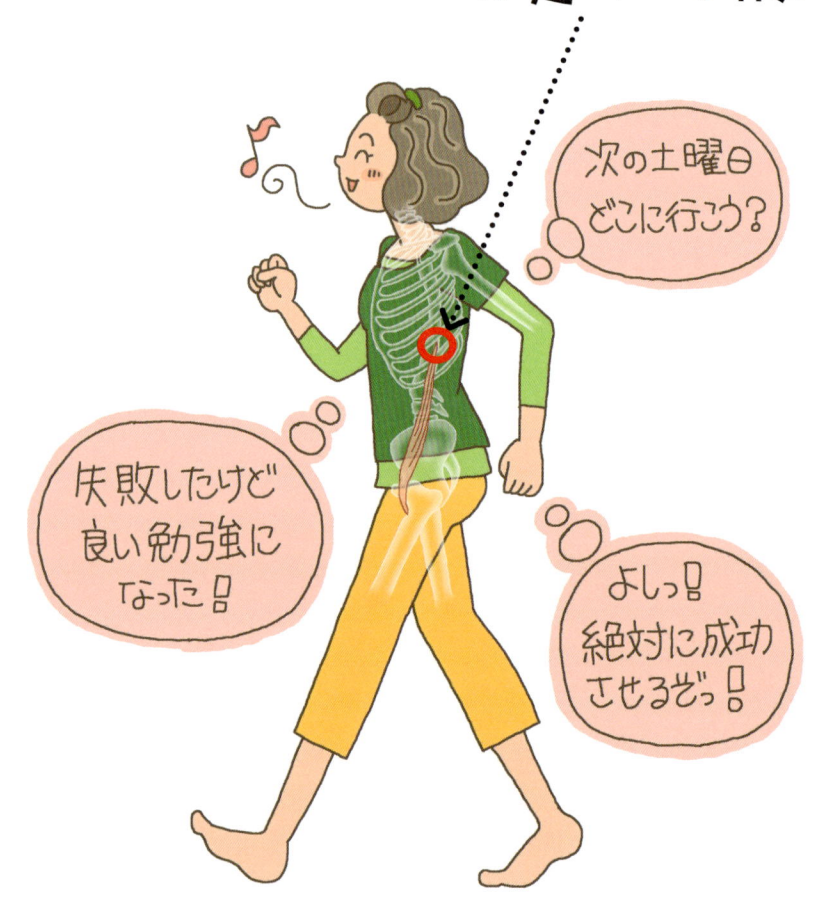

大腰筋のヒミツその2

　次に、イラストのように、元気よく<ruby>大腰筋<rt>だいようきん</rt></ruby>ウォーキングをしてみてください。

　そこであえて、前ページと同じネガティブな考えをしてみます。

　すると、まったく心がついて来ないのがわかります。ネガティブになれないのです。

　次に、楽しいこと、前向きなことを考えてみてください。今度は、心がグングンと乗って加速していくのがわかります。

　大腰筋ウォーキングは、心にやる気と元気、活力をもたらします。大腰筋は、<ruby>腎経<rt>じんけい</rt></ruby>という東洋医学ではとても有名な<ruby>経絡<rt>けいらく</rt></ruby>（気の流れ道）と深い関係があります。腎経の流れを良くすると大腰筋が強くなり、大腰筋を刺激すると腎経が活性化します。腎経が活性化されれば、心身の活力が上がります。

　何となく元気がない、休んでいるはずなのに疲れている、気分が沈んでいる、後ろ向きになっている、などの時、大腰筋ウォーキングは効果てきめんです！

　ちょっとした落ち込み程度なら、すぐに吹き飛びます。「健全な精神は、大腰筋ウォーキングに宿る」です。

ねこ背

ねこ背になっている
人がいます。
この人は、身体の
何がどうなって
ねこ背になっている
のでしょうか?

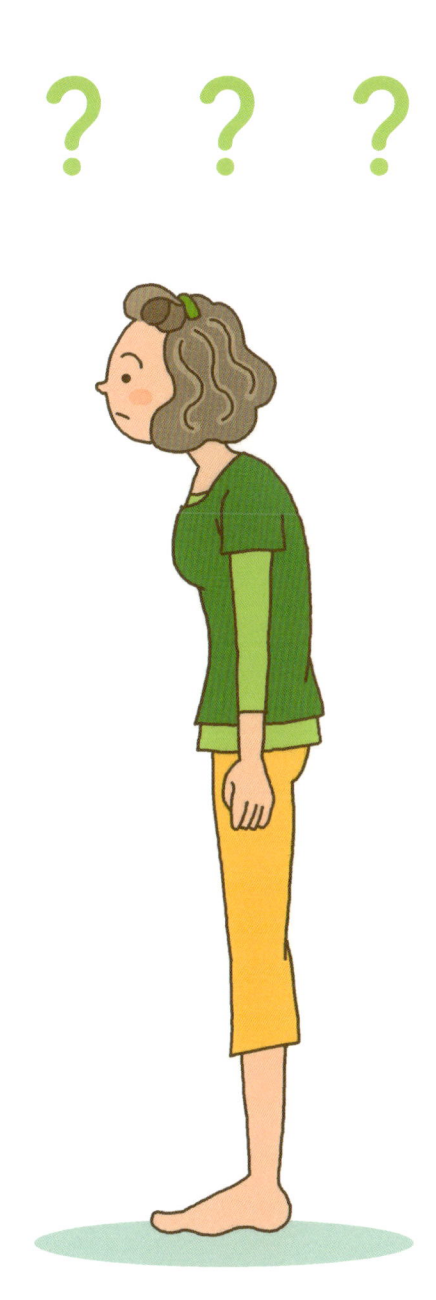

魔法のイラスト

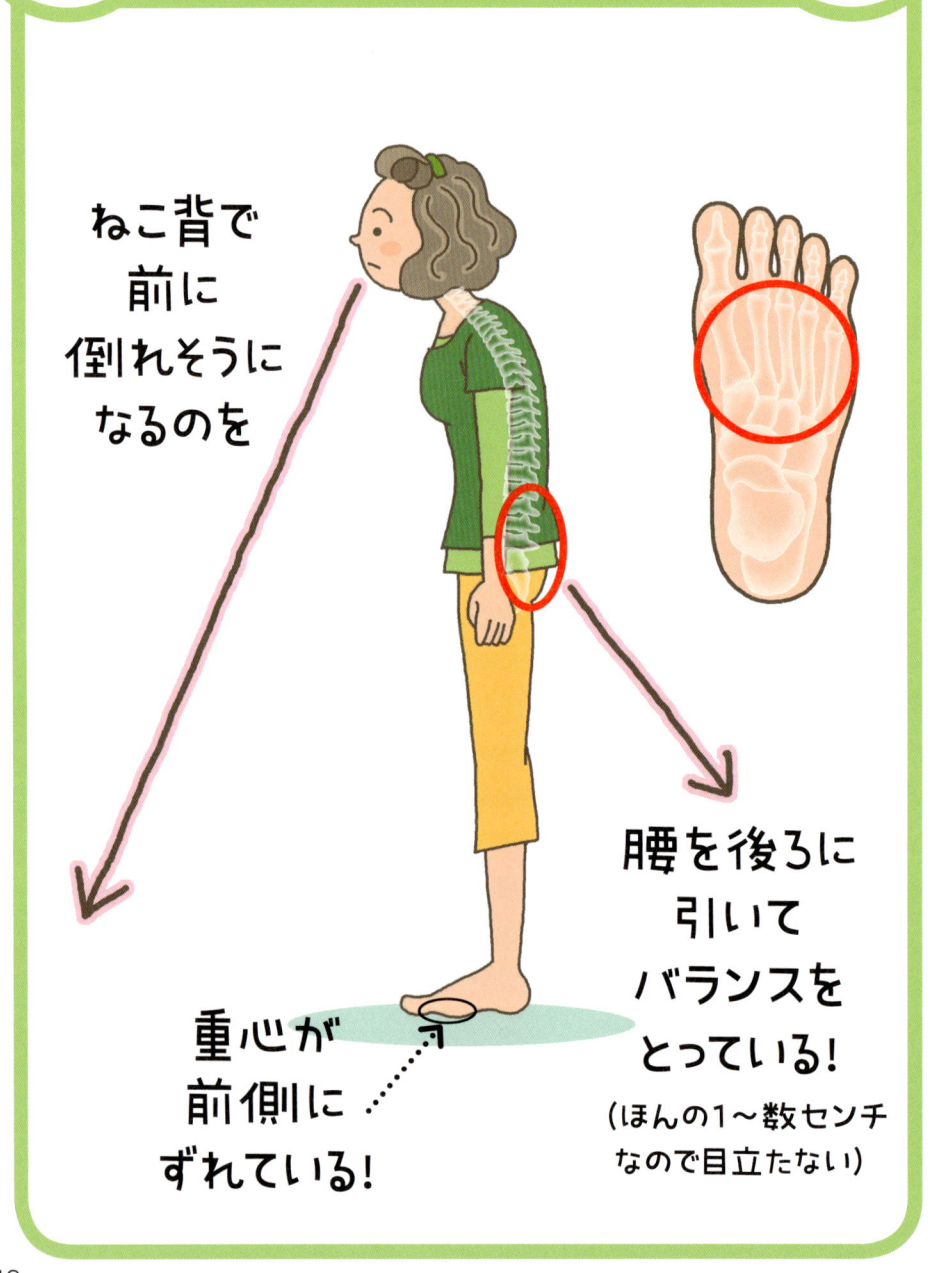

ねこ背で
前に
倒れそうに
なるのを

重心が
前側に
ずれている!

腰を後ろに
引いて
バランスを
とっている!
(ほんの1〜数センチ
なので目立たない)

ねこ背のヒミツ1

　ねこ背というと、普通は背中だけに目が行きます。でも体は全体がつながっているので、背中だけの問題ではありません。

　腰と足元の赤い丸を見てください。この2点がポイントです。

　肉体の構造上、腰を後ろに引かないと、背中を前に曲げられません。だから背中が前に曲がっている人は、間違いなく腰が後ろに引けています。そして腰を後ろに引くためには、重心が前になければなりません。重心が前にないと、簡単に後ろに転んでしまいます。

　前屈みで重い頭が下に落ちそうになるのを、腰を引いてバランスを取ります。前に倒れそうになる力に、後ろに倒れそうになる力を対抗させているのです。

　足の裏の重心は、当然、つま先寄りになっています。この状態で力を抜いて楽をすると、背中が曲がります。これがねこ背になるメカニズムです。

魔法のイラスト

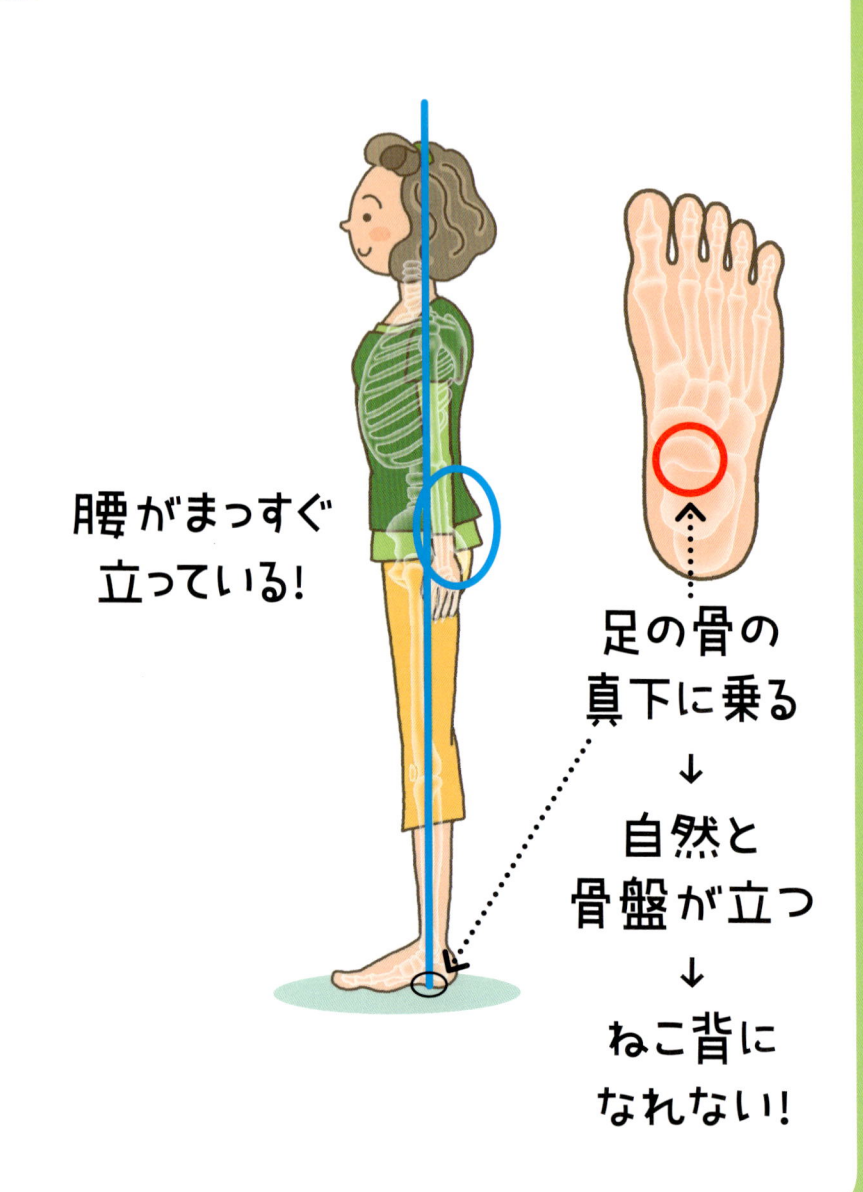

腰がまっすぐ
立っている!

足の骨の
真下に乗る
↓
自然と
骨盤が立つ
↓
ねこ背に
なれない!

ねこ背のヒミツ2

　これが正しい姿勢です。頭が前に出ておらず、腰もきちんと立っています。

　骨を見てください。青い直線が頭から背骨、骨盤、太ももの骨、脛（すね）の骨を、キレイに通っていますよね。このように上手に骨を立たせてあげると、自然と楽に良い姿勢になります。筋肉の負担も少なくてすみます。

　キレイに骨に乗って足の裏まで来ると、赤い丸の場所に体重が乗ります。ここを中心にして立つようにすると、腰を後ろに引けない（引いたら、後ろに倒れる）から、背中を前に屈められない。自然と、良い姿勢でいられます。

　試しに、腰を立たせた状態で絶対に動かさないようにして、背中だけを前に曲げようとしてみてください。

　多くの人に試してもらいましたが、まだ一人も、できた人がいません。

　順番を言えば、まず足の裏の重心です。ここが決まれば、骨盤 → 背中 → 頭と、全てが整います。

※骨が変形して固まっている人は、伸ばそうとしても伸びません。筋肉をゆるめ、矯正をするなど、別の対応が必要です。

姿勢と心

こんな感じの姿勢で、ウジウジ、くよくよと考えてみてください。「自分なんか、もうダメだ…」「希望なんてない…」など、何でも構いません。

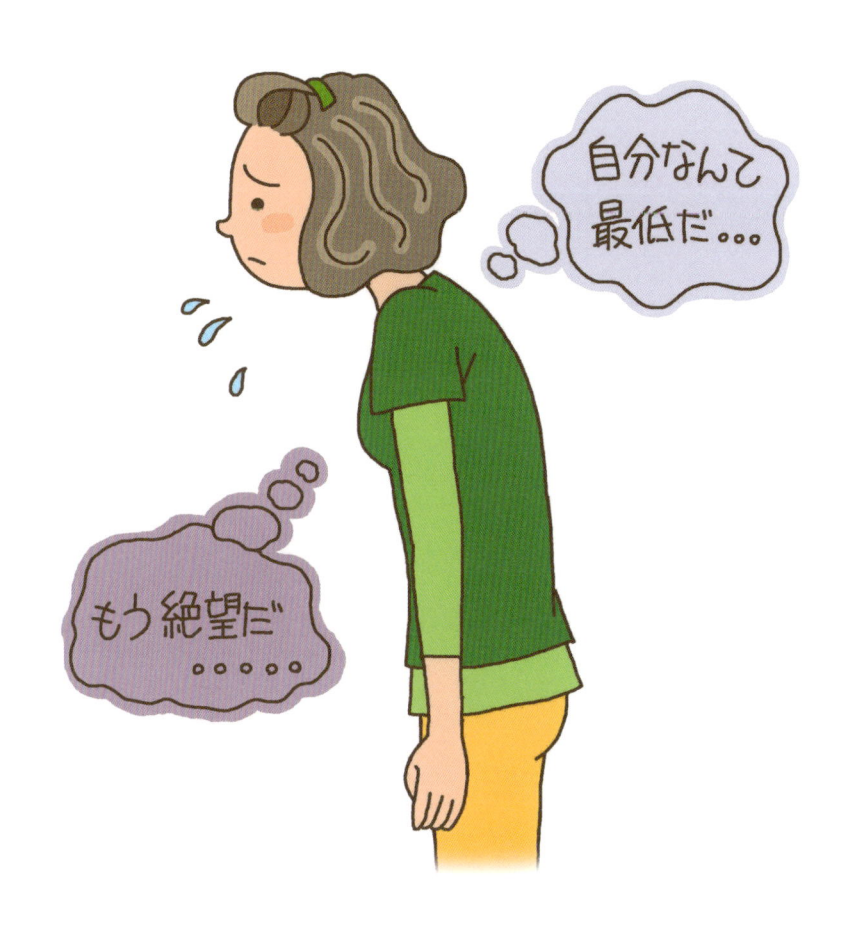

53

良い姿勢でいると、
ネガティブになりにくい！

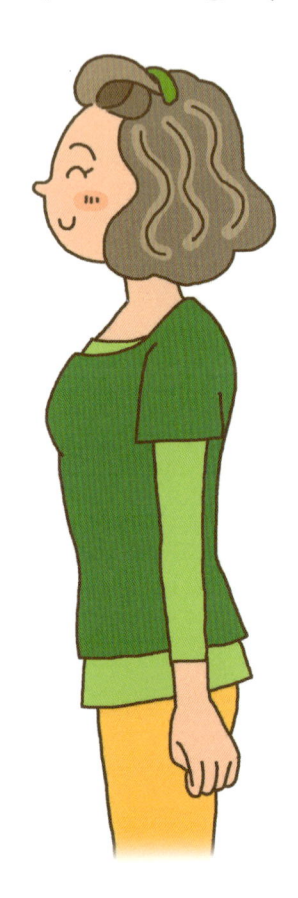

姿勢と心のヒミツ

　…つぎに、先ほどお伝えしたこの正しい姿勢で、同じように考えてみてください。
　比較するためなので、まったく同じ言葉が良いです。

　どうですか？　前屈みで悪い姿勢の時には、いとも簡単にネガティブな気持ちになったと思います。現実に落ち込んでいなくても、何だかそんな気分になってきます。
　一方、正しい良い姿勢で同じように考えても、心がついてきません。言葉と心が一致しない、奇妙な体験をされたと思います。

　人間は、無意識のうちに、心の状態に合わせた姿勢を取っています。それが感情や気分を、さらに加速させています。落ち込めばうつむき加減になって、うつむき加減だから、余計に落ち込むというわけです。

　いつも前向きでいる必要はありませんが、長く気分が沈んだ時には、この正しい姿勢を意識的にしてみてください。自然と冷静に、前向きな気分になれますよ。
　姿勢から、心を変えるのもアリなんです。

　本書では、姿勢とメンタル、動きとメンタルとの関係をご紹介しました。

　私はこれを、当たり前のことですが、凄い発見だと思っています。

　あくまでも私の個人的な感覚で、共感されるかはわかりませんが、この関連性を意識した時、

　「大多数の落ち込みやクヨクヨなんて、大した問題じゃない！」

　という結論に至ったんです。

　だって、たかだか肉体の姿勢や動きで維持できないネガティブなら、所詮はその程度です。
　どうでも良い、取るに足らないものに過ぎません。
　本当に心が死ぬようなレベルのものであれば、肉体の状態を変えたところで、抜け出せはしません。

　つまり例えば「大腰筋のヒミツその２」（p45）でお話ししたように、大腰筋ウオーキングを元気に実践しながらでもネガティブなまま維持されなければ、まやかしや一時の気の迷いだということです。
　その気になれば、何時でも抜け出せます。

これを何回か経験すると、今度は落ち込んだりクヨクヨしたりした段階で、自動的に「大したことじゃないフォルダ」に振り分けるようになります。

　視点が一つ増えて、自分の感情を客観視できるようになっています。

　長い目で見ると、この変化は人生をも変えてしまうと思うんですよね。

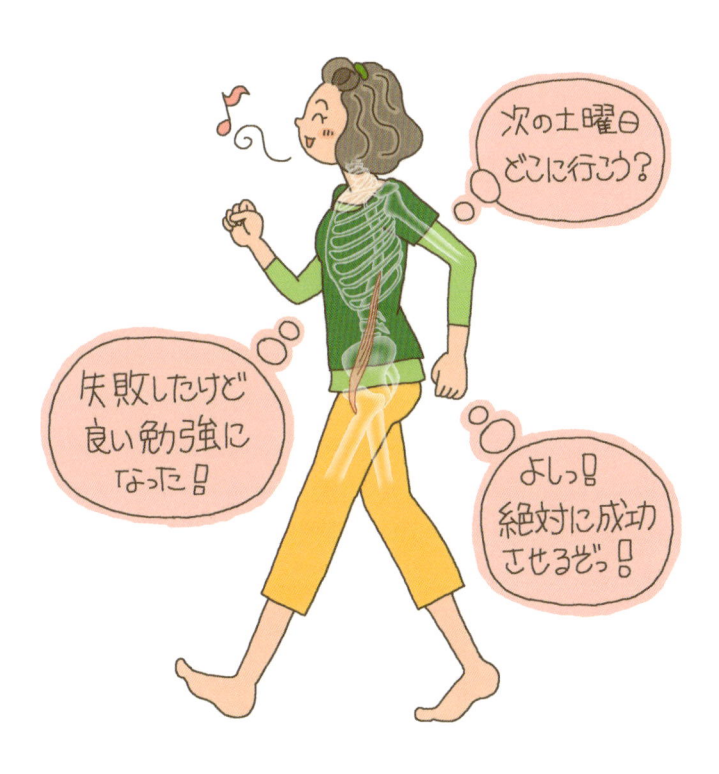

ハムストリング

何も意識せず、
いつも通りに
走ってみてください。
※全力疾走までは
しなくても大丈夫です。

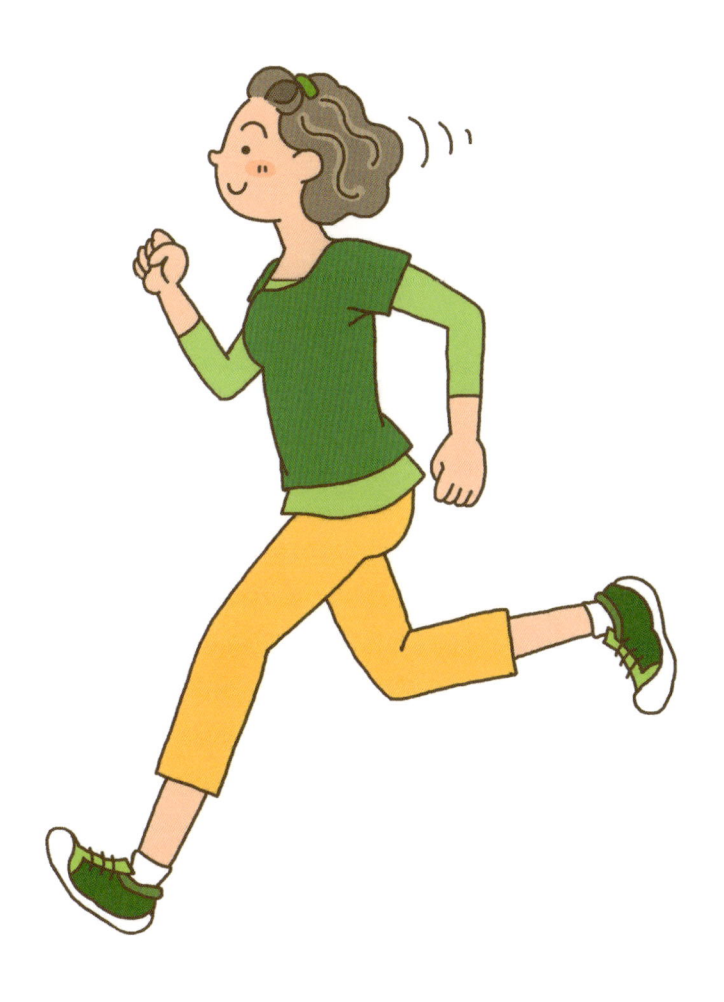

魔法のイラスト

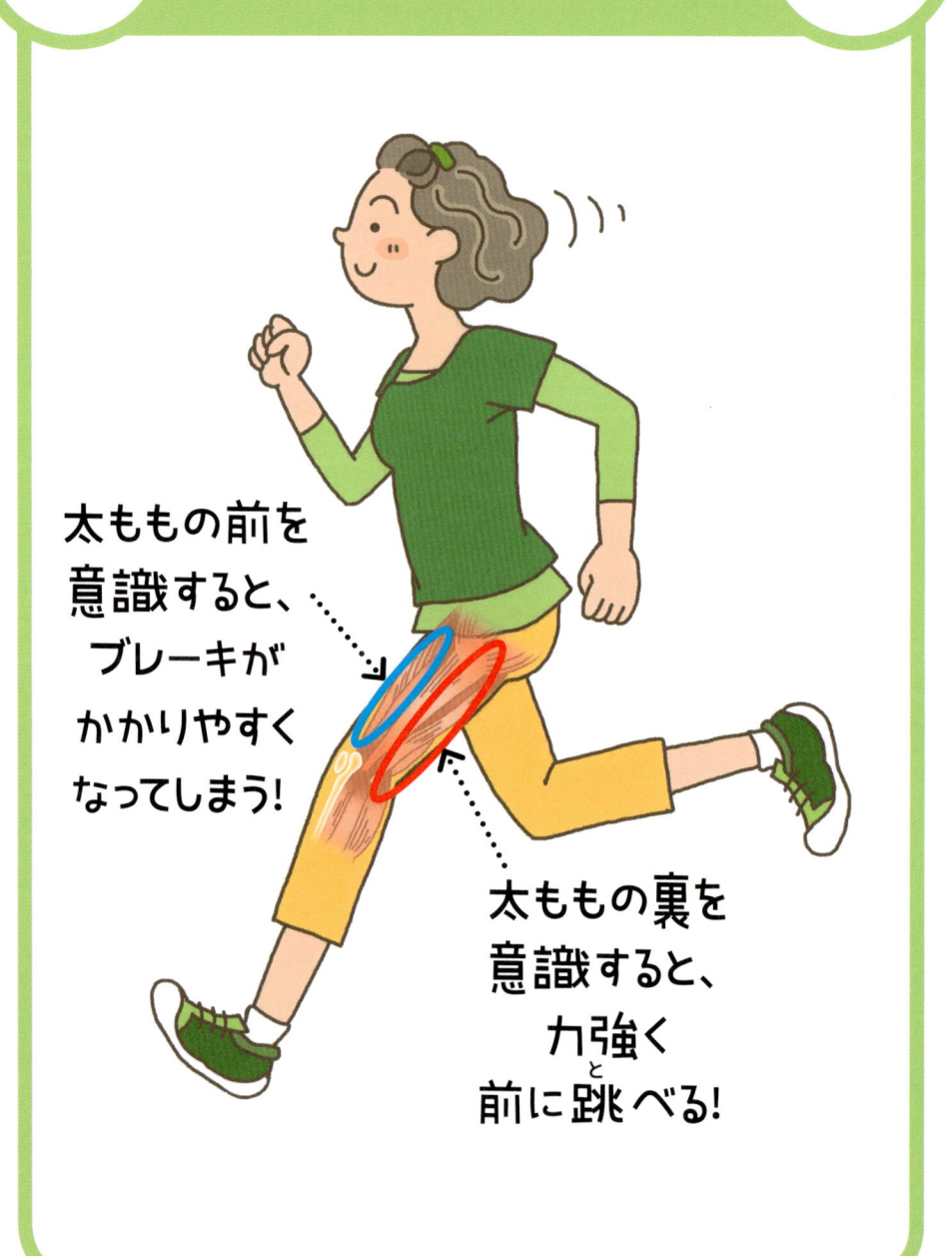

太ももの前を
意識すると、
ブレーキが
かかりやすく
なってしまう！

太ももの裏を
意識すると、
力強く
前に跳べる！

ハムストリングのヒミツ

赤い丸が付いている筋肉は、ハムストリングといいます。太ももの裏側にある４つの筋肉の総称で、ハムストリングス群という表現もされます。

ハムストリングは、走る時に主力となる筋肉です。ですが一般的には青い丸の部分、太ももの前側の方が強く意識される傾向にあります。太ももの前の筋肉は、曲げた膝を伸ばす主役です。ハムストリングは、その逆で膝を曲げる主役です。つまり地面を蹴って前進する主役は、ハムストリングの方です。

太ももの前側の筋肉は、曲げた膝を伸ばすのと、地面に着地した衝撃を受け止める役割です。前側で受け止めて、後ろ側で前方に跳ぶ。これが走る際の、正しい太ももの使い方です。前側だけを意識すると、その二つの作業を同じ筋肉でこなそうとしてしまい、構造上の無理が生じます。つんのめるようなイメージになり、ハムストリングが十分に機能しません。

太ももの裏側を意識して、走ってみてください。明らかに力強く、爆発的な推進力を感じられるはずです。

肘

このイラストのように、
ひじ
肘を何度か
曲げ伸ばししてください。

郵 便 は が き

170-8790

333

東京都豊島区高田3-10-11

自由国民社

愛読者カード　係 行

料金受取人払郵便

豊島局承認

3752

差出有効期間
平成31年10月
31日まで

●上記期限まで
切手不要です。

|||||||||||||||||||||||||||||||||||||||||||||||||||||||||||||||||||||||||||||||||||||

住所	〒□□□-□□□□		都道府県		市郡(区)
	アパート・マンション等、名称・部屋番号もお書きください。				

氏名	フリガナ	電話	市外局番	市内局番	番号
			(	)	
		年齢		歳	男・女

どちらでお求めいただけましたか？

書店名（　　　　　　　　　　　　　　　　　　　　　　　　　　　　　　　　　　）

インターネット　　1．アマゾン　　2．楽天　　3．セブン＆アイ
　　　　　　　　　4．自由国民社ホームページから
　　　　　　　　　5．その他（　　　　　　　　　　　　　　　　　　　　　　　）

ご記入いただいたご住所等の個人情報は、自由国民社からの各種ご案内・連絡・お知ら
せにのみ利用いたします。いかなる第三者に個人情報を提供することはございません。

『見るだけで体が変わる魔法のイラスト』を
ご購読いただき、誠にありがとうございました。
下記のアンケートにお答えいただければ幸いです。

●**本書を、どのようにしてお知りになりましたか。**
　　□新聞広告で（紙名：　　　　　　　　　　新聞）
　　□書店で実物を見て(書店名：　　　　　　　　　　　）
　　□インターネットで(サイト名：　　　　　　　　　　）
　　□人にすすめられて　□その他(　　　　　　　　　　)

●**本書のご感想をお聞かせください。**
　　※お客様のコメントを新聞広告等でご紹介してもよろしいですか？
　　　（お名前は掲載いたしません）　□はい　□いいえ

ご協力いただき、誠にありがとうございました。
お客様の個人情報ならびにご意見・ご感想を、
許可なく編集・営業資料以外に使用することはございません。

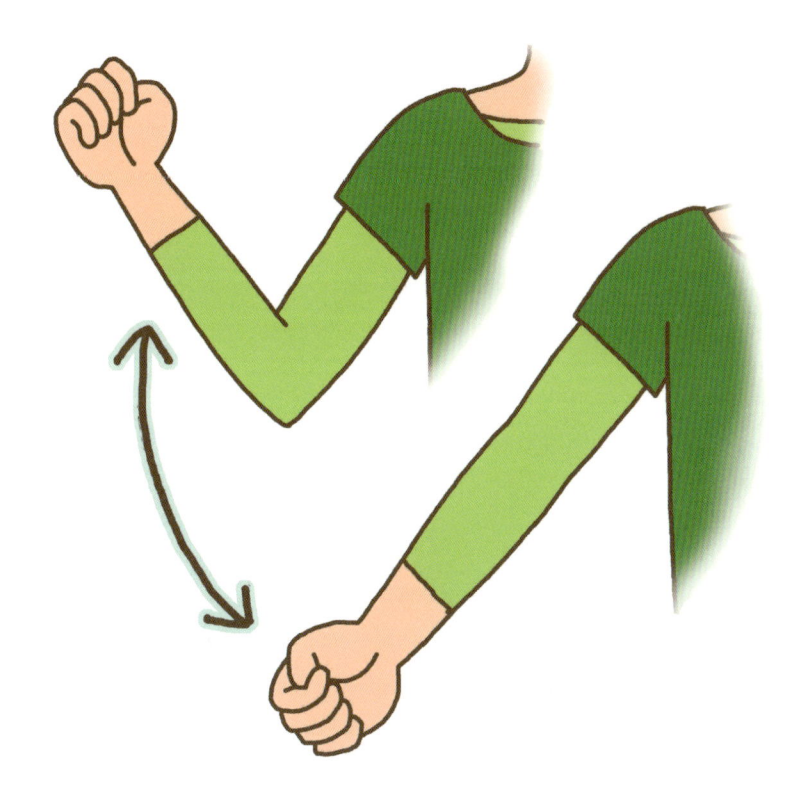

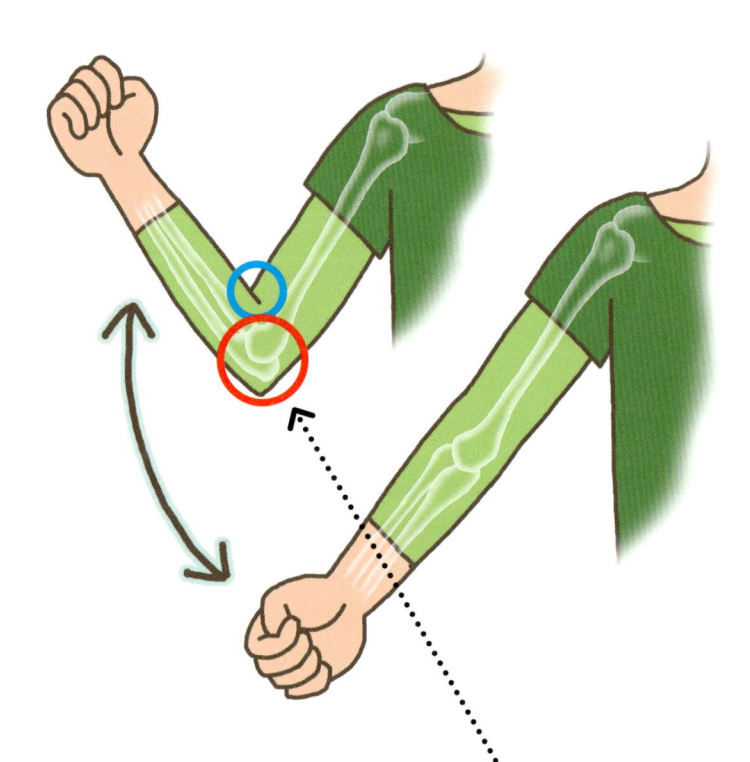

内部の関節を
意識する！

肘のヒミツ

　肘を曲げ伸ばしする時、多くの人は青い丸、肘の内側を意識します。そこが見た目に大きく変化するためです。

　けれども実際には、肘関節がその動きの中心です。赤い丸の場所、肘関節を意識して、同じように曲げ伸ばししてみてください。
　どうでしょうか。より楽に軽く、肘が動いたはずです。

　肘の内側の意識では、関節からやや外れます。腕の内側を縮めて関節を引っ張り動かすという、非効率な形になります。その分、体感として重くなるのです。関節を直に意識すれば、そのロスがなくなります。

　この動作は、日常生活でもスポーツでも、頻繁に行われます。特にスポーツでは、肘の曲げ伸ばしにかかる筋力を省けます。それが疲労の軽減、故障の予防、動きのキレの向上をもたらします。

手首その1

①指を、限界まで
広げてください。

②手首を、限界まで
曲げてください。

? ? ?

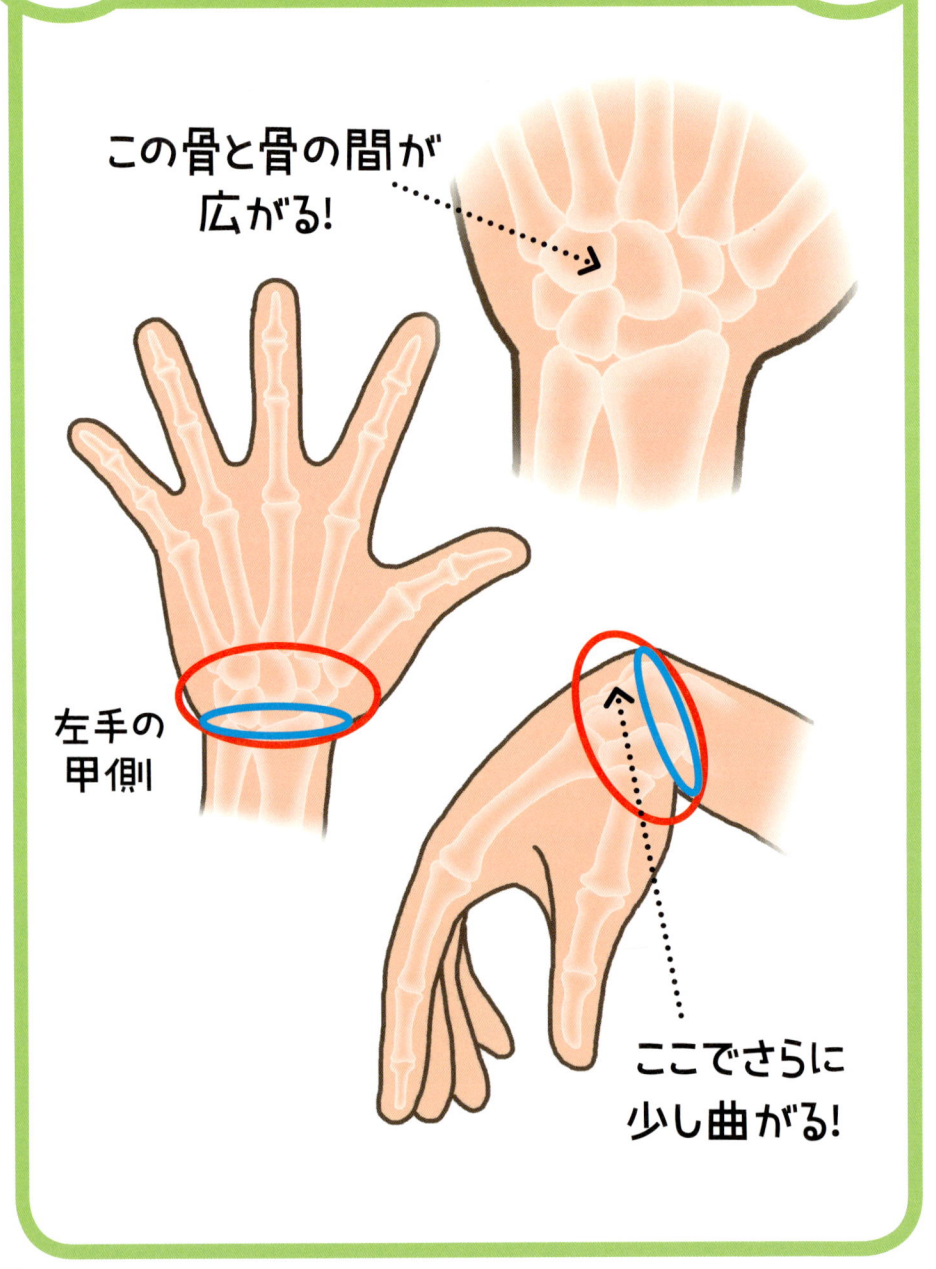

この骨と骨の間が
広がる!

左手の
甲側

ここでさらに
少し曲がる!

手首のヒミツその1

　ほとんどの人が、手首は、二本の腕の骨と手の境目だと思っています。青い丸の場所です。すると当然、単純にパタパタと折り曲げるだけの認識になります。その上にある、赤い丸の「手根骨」を把握している人は稀です。

　実際には、手根骨を含めたところまでが手首です。手根骨を見ると、石ころみたいな8つの骨が合わさっています。この骨と骨の間が、動きます。より複雑で繊細な動きを可能にする仕組みです。

　前ページで指を限界まで広げてもらいましたが、今度はそれを、手根骨を左右に広げる意識を加えてやってみてください。さらに、大きく開きますよね。先ほどは手根骨を意識していなかったので、この動きができなかったのです。手首を曲げるのも同様です。イラストでは微妙な違いですが、手根骨を曲げる意識をすると、さらに深く曲がります。

　スポーツでも楽器でも、繊細に道具を扱う分野では、この意識によって可能性が上がります。バイオリン奏者であれば、その場で音が変わります。書道、絵画でも同様です。ダンスなどでは、表現力の幅が広がります。

手首その2

イラストのように、
手首をいろいろと曲げて
動かしてください。

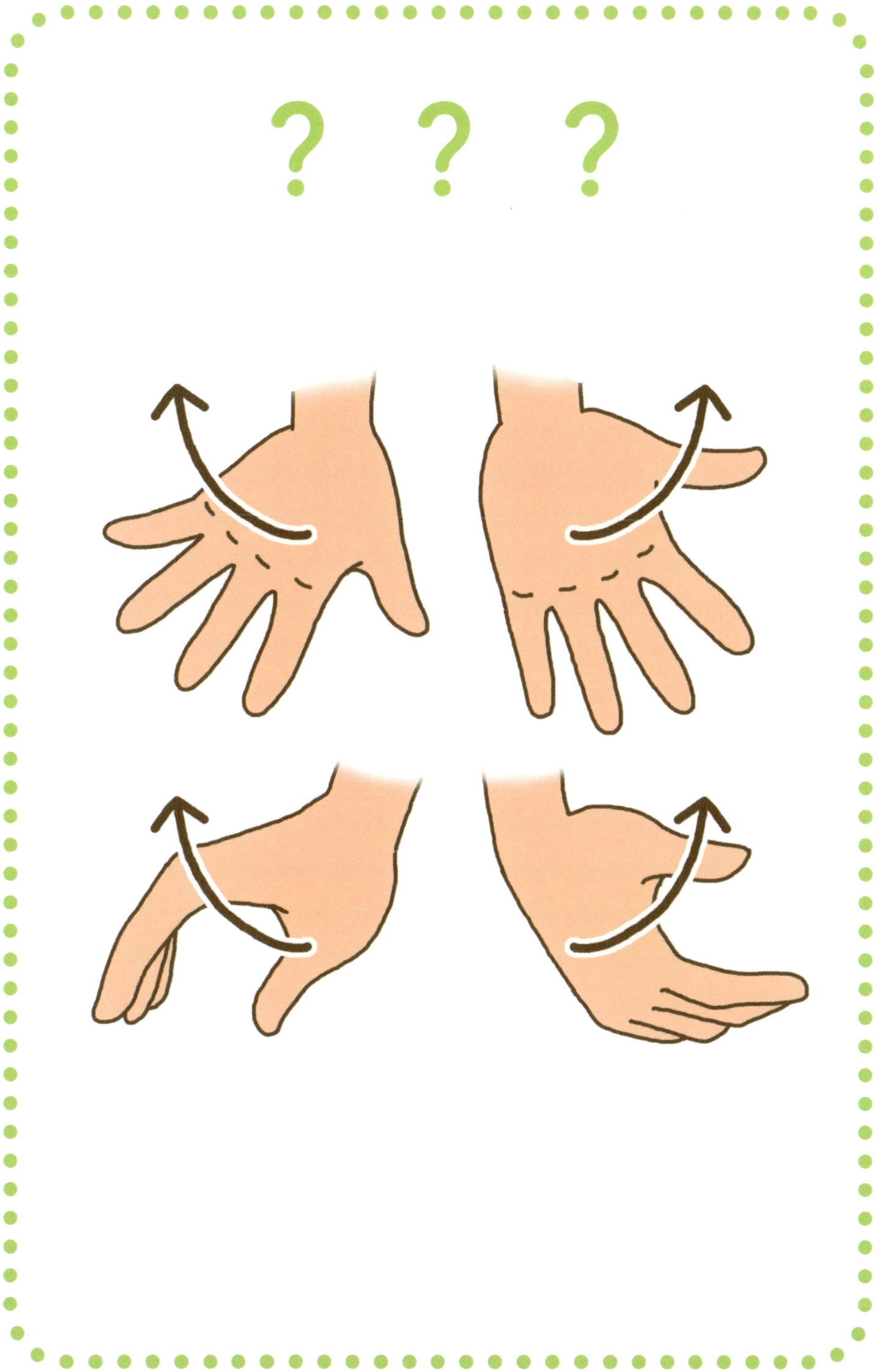

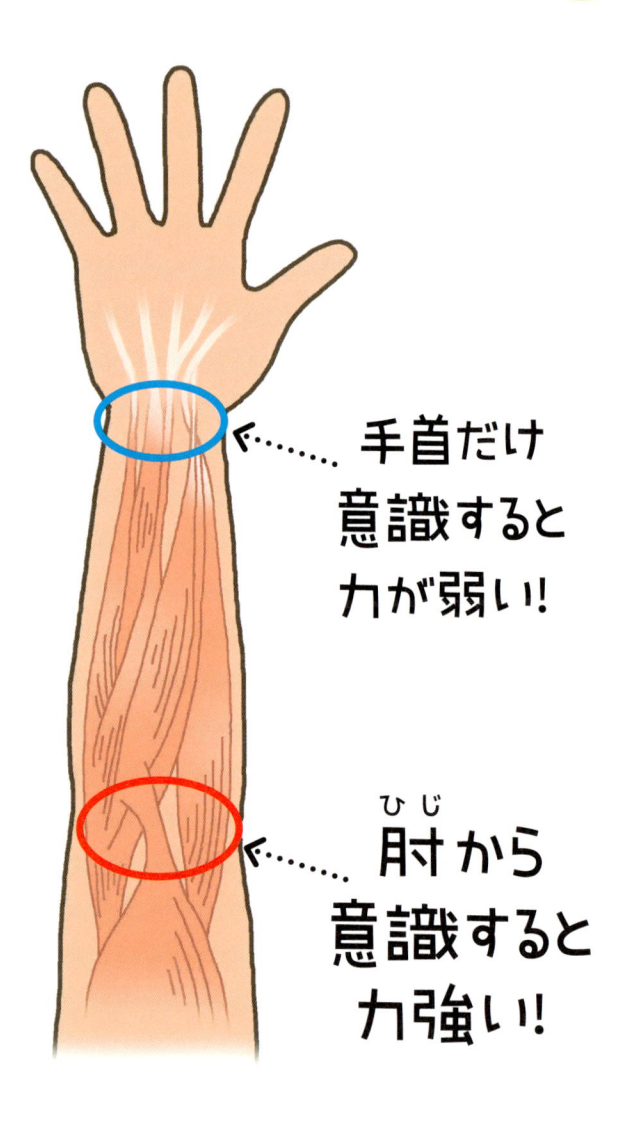

←……… 手首だけ
意識すると
力が弱い！

←……… ひじ
肘から
意識すると
力強い！

72

手首のヒミツその2

　手首は細く筋肉量も多くはなく、あまり強い力は発揮できません。またその割に負担は強くかかるので、ケガをしやすい場所です。これは人体の構造上、仕方ありません。器用に動かせる方を、進化の過程で優先させたからです。

　しかし、ただでさえ弱い手首を、ほとんどの人がさらに弱く使っています。手首＝青い丸の部分だけが意識され、その周辺の筋肉だけで何とかしようとします。

　魔法のイラストを見ると、手首を動かす筋肉は、実は肘からつながっています。赤い丸のあたりを意識して、同じように手首をいろいろと曲げて動かしてみてください。より力強く手首が動かせるのが、わかるでしょうか。わかりにくい方は、適度に重い物を持って、意識の違いを比べてみてください。

　テニスやゴルフなどは、特に手首に強い衝撃が加えられます。「手首の筋肉は肘から」と意識するだけでも、手首をより強く使えるようになります。その感覚を刷り込ませるように、繰り返し、肘から手首を動かしておくと良いでしょう。手首に衝撃が加わる瞬間、とっさに肘から力が入るようになります。

足 首

イラストのように、

足首を

曲げ伸ばししてください。

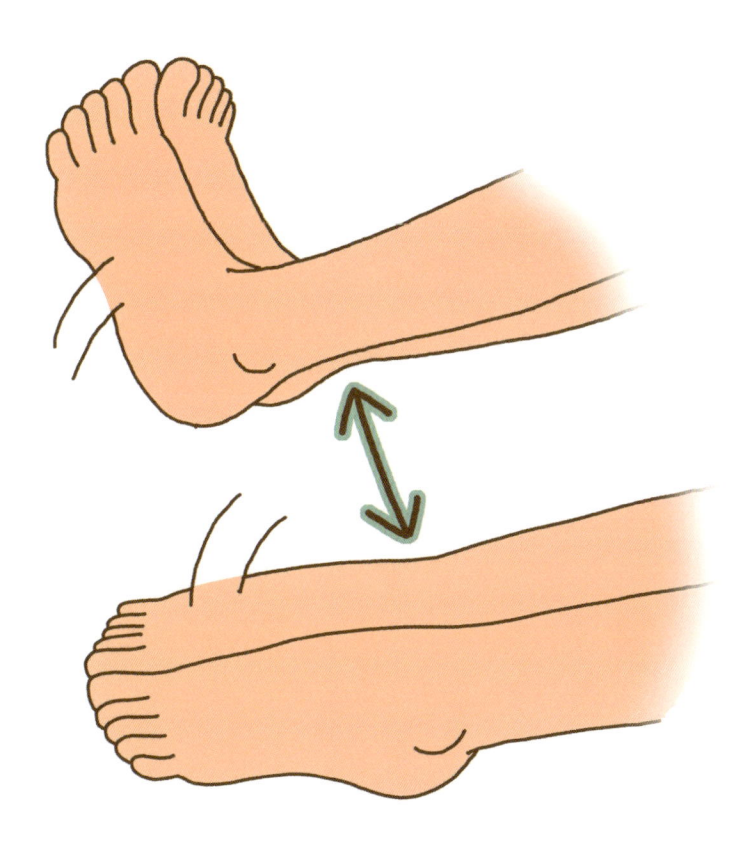

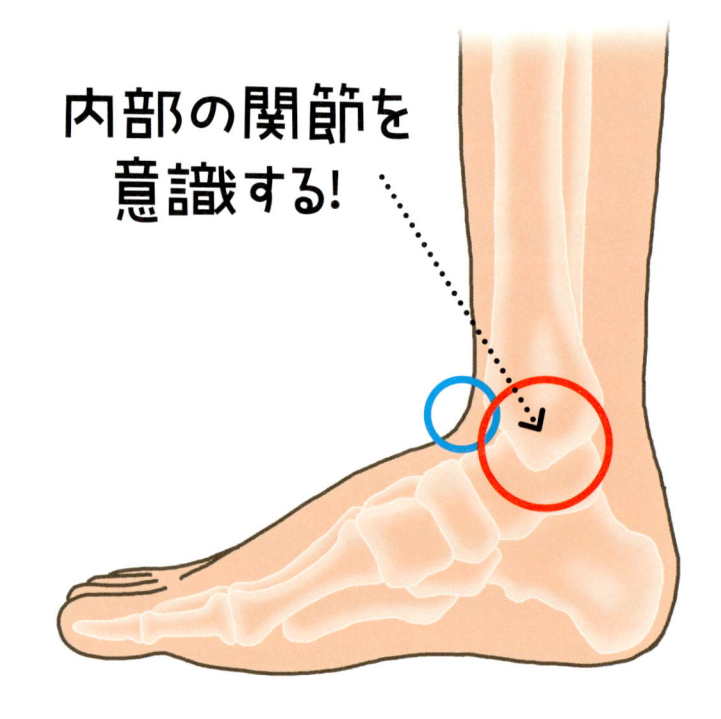

内部の関節を
意識する！

足首のヒミツ

　足首を曲げる時、ほとんどの方が青い丸の場所を曲げようと意識します。

　しかし肉体の構造上は、曲がるのは赤い丸の場所、距腿関節（きょたいかんせつ）です。距腿関節が曲がった結果、青い丸の箇所が動かされます。

　青い丸を曲げようと意識すると、脛（すね）から足の甲にかけて緊張します。足首の前面を動かして、距腿関節を引っ張るような形になります。これは構造から見れば、かなり無駄の多い、非効率な動かし方です。

　意識を足首の奥、赤い丸のあたりに置いて、同じように足首を曲げ伸ばししてみてください。

　先ほどの重さが消え、はるかに楽に同じ動きができるようになります。

　歩く、走るなど、この動きをする機会は多いです。蹴（け）る力が上がると同時に、負担の軽減から、疲労の軽減にもなります。

　さらに歩きながら、走りながら、足首の動きを意識しておくと、正しい使い方が体に染み込みます。

親 指

このように親指を
「閉じて、開いて」
「曲げて、伸ばして」を
繰り返してください。

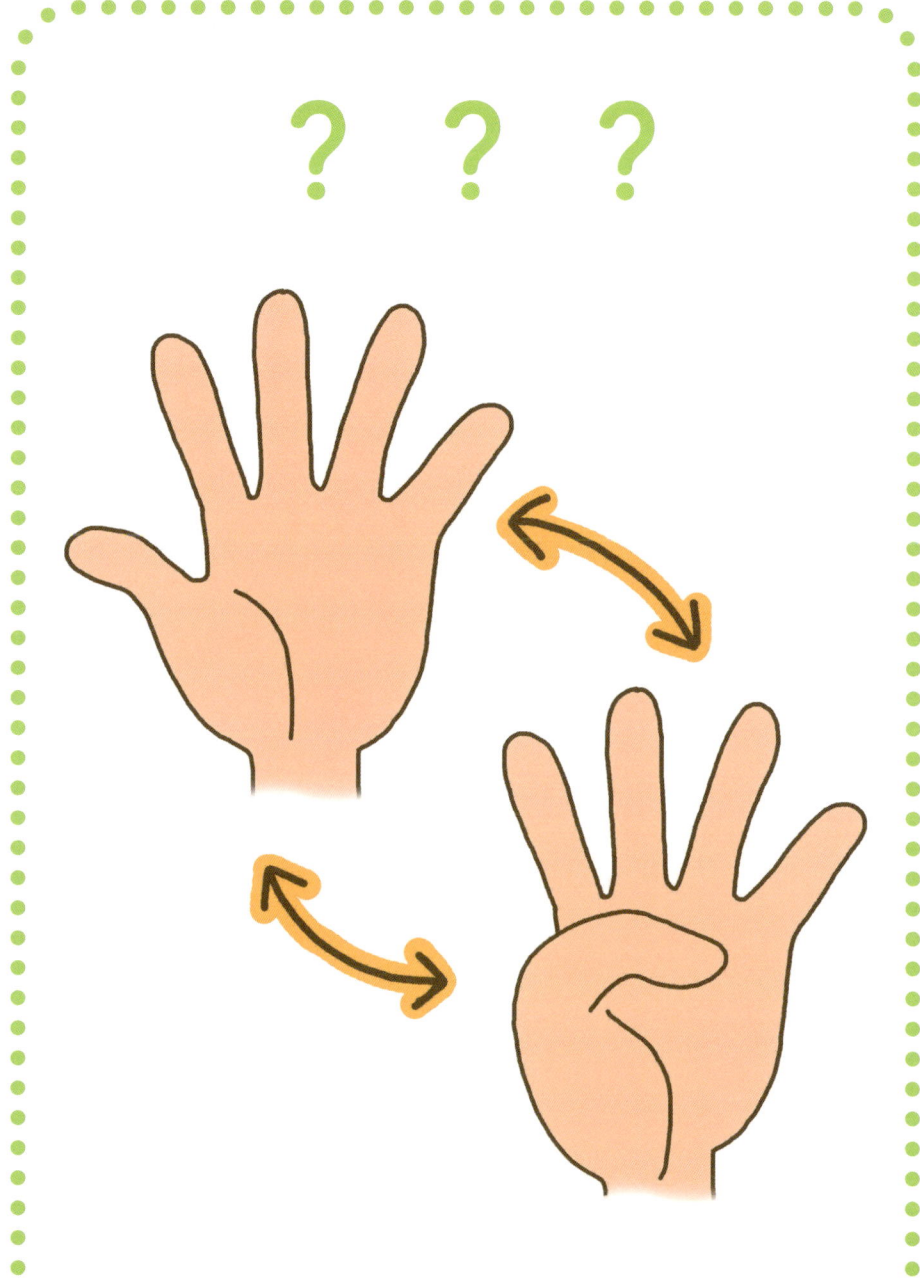

魔法のイラスト

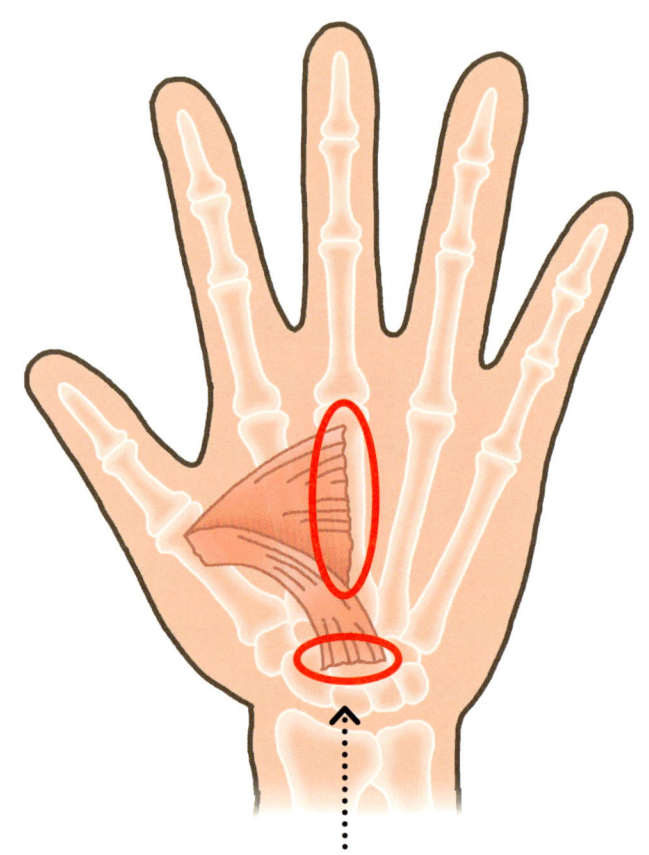

手の平の真ん中を
たたむように意識する！

親指のヒミツ1

　親指を閉じて、開く動きをする時、多くの人が親指を意識して閉じようとします。確かにそれでも、動作は成立します。しかし二か所の赤い丸を意識すると、動きの質が変わります。

　これは母指内転筋といいます。内転とは、内側に近づけるという意味です。見ると、手の平の中心から、親指につながっています。手の平の真ん中から、親指を引っ張ります。だから親指を内側に折り込む動きは、親指の方から動かすこともできるし、手の平の真ん中から引っ張ってもできるということです。

　二つの筋肉を知った上で、もう一度、試してみてください。親指を意識して動かすのと、手の平の中心を意識して動かすのと、違いを感じられると思います。おそらくほとんどの人にとって、新鮮な感覚でしょう。今まで意識になかったために、主役になれなかった筋肉です。

　何度か意識して母指内転筋を使うように練習すると、それが自然の無意識の動作にも組み込まれます。動きがより合理的になり、器用さ、力強さの上積みとなります。

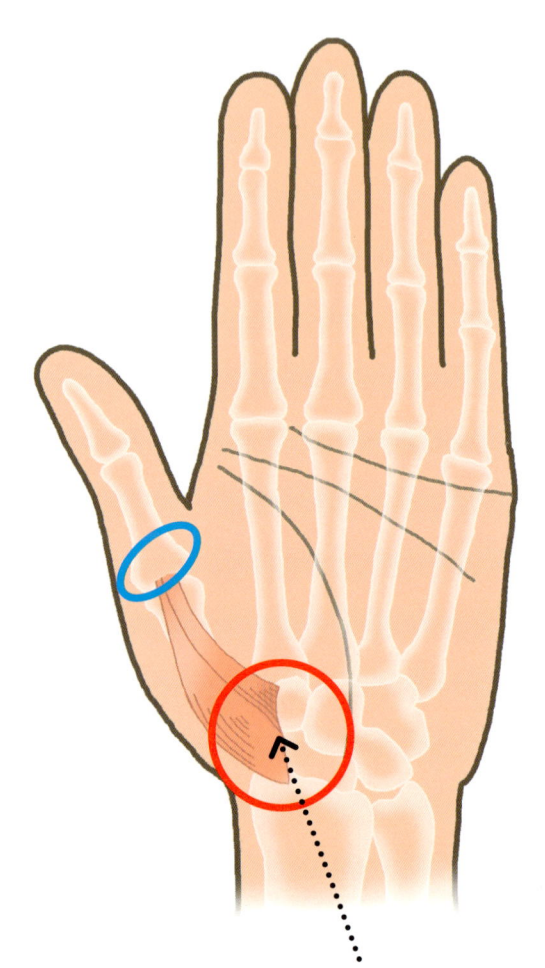

親指のつけ根はココ!

親指のヒミツ2

　皆さん、親指のつけ根は青い丸の部分だと思っています。手を外側から見れば、そうとしか思えません。実際にそこに関節もあって、曲がりもします。

　しかし筋肉レベルで見れば、親指のつけ根は赤い丸の方です。母指対立筋という筋肉があって、親指をさらに根元から動かせるようになっています。

　改めて、赤い丸から親指を曲げて、伸ばしてと繰り返してみてください。先ほどとは、動く質がまったく違うとわかるはずです。

　そこが正しい、親指のつけ根です。

　親指の構造を見ると、5本指の中で極端に太く、力強くなっています。長さは他の4本に委ねて、親指は強さが優先です。その親指が持つ力強さのポテンシャルを、赤い丸をつけ根として意識するだけで引き出せます。

　フライパンを持つ、バットやラケット、ゴルフクラブを握る、鉄棒を握る、など、親指の力強さが要求される場面で、この意識が特に活かされるでしょう。

指その1

イラストのように
手を伸ばして、
指を上下に
曲げ伸ばししてください。

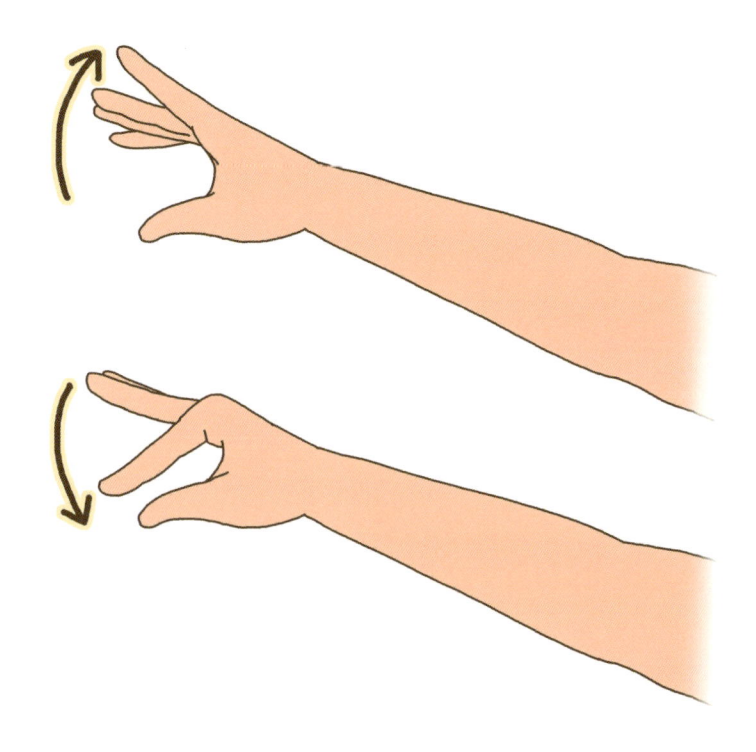

指は<ruby>上腕<rt>じょうわん</rt></ruby>から 引っ張って曲げ伸ばしする!

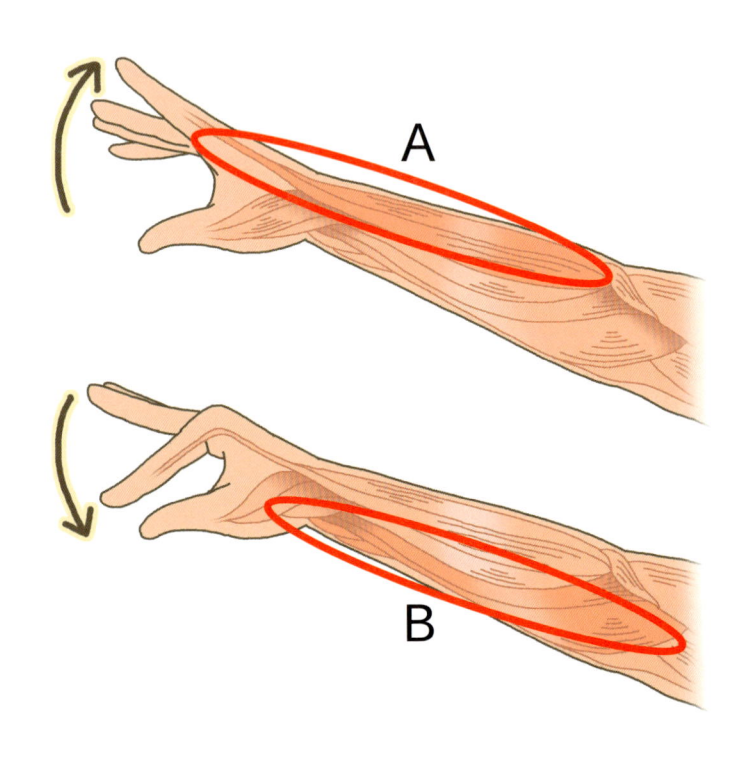

A

B

指のヒミツその1

　指を動かそうとする時、多くの人が指そのものを意識します。

　しかし指は、実は動かせません。指には、筋肉がないのです。

　指につながっているのは、腱(けん)です。アキレス腱とかの、あの腱です。腱は筋肉とつながる、伸び縮みするケーブルのようなものです。

　指を動かす筋肉は、上腕(じょうわん)からつながっています。

　指を反らせる時は、赤い丸 A の伸筋(しんきん)が縮みます。すると腱が引っ張られて、指が反ります。

　指を曲げる時は、赤い丸 B の屈筋(くっきん)が縮みます。今度は逆側に腱が引っ張られて、曲がります。

　赤い丸の場所を意識しながら、指を曲げ伸ばししてみてください。上腕から指を動かしている感覚がわかると思います。

　指を動かす機会は多いですが、キーボードのタイピングやピアノ演奏などでは、特に質の違いが実感できるでしょう。

指その2

手の平を見ながら、

人差し指〜小指までの

4本を、

何度か曲げ伸ばし

してください。

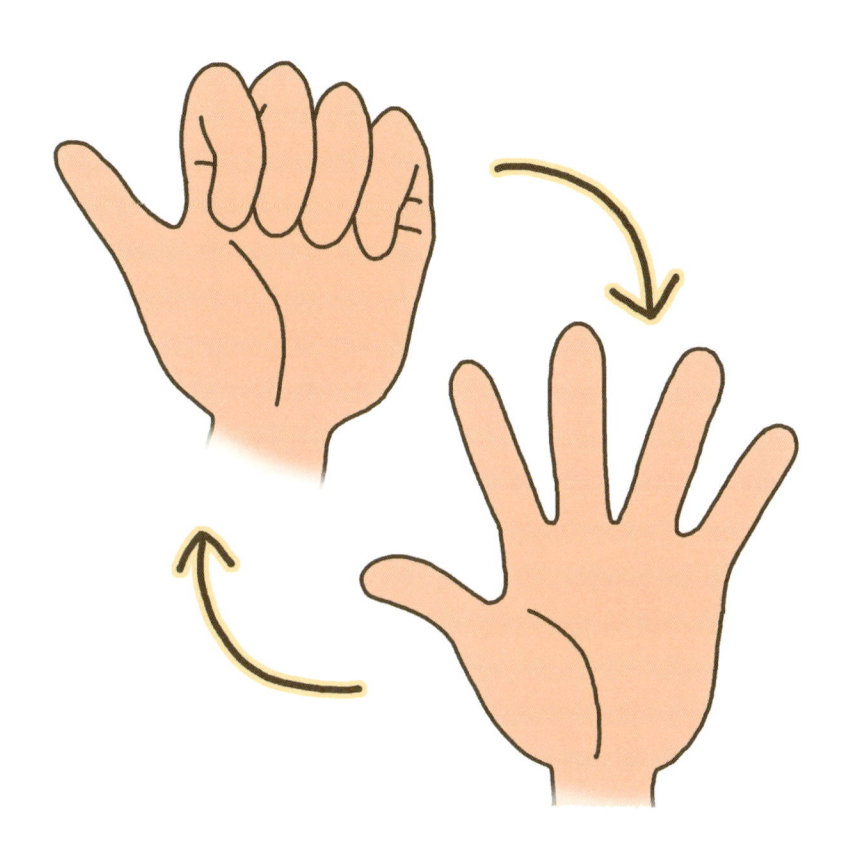

魔法のイラスト

ココに関節はない→曲がらない！

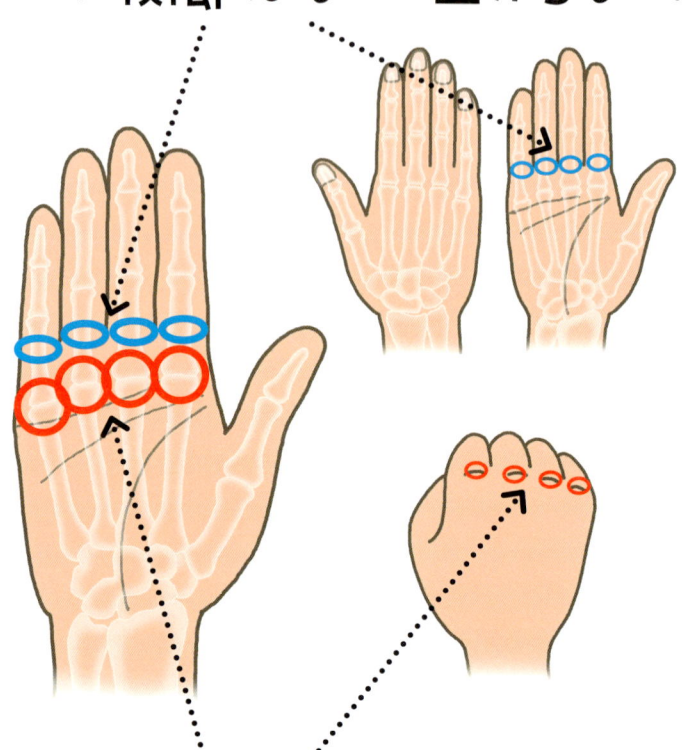

関節はココにある→曲がる！

指のヒミツその2

　手の平から見ると、青い丸の位置から指が曲がるような錯覚が生じます。

　骨格を見ればわかるように、その場所には関節がありません。ですからどう頑張っても、青い丸の位置から指が曲がることはありえません。

　関節はその下、手相で言う頭脳線のあたりにあります。手を横から見ながら指を曲げ伸ばしして、観察してみてください。手の甲側にある握りこぶしを作って出っ張る所が、正しい関節の位置です。

　それを踏まえて、改めて手の平を見ながら、赤い丸の正しい関節の場所を意識して、何度か指を曲げ伸ばししてみてください。

　間違ったイメージで指を曲げていると、手が強張ってしまい、痛みの原因になります。また手を使う作業全般で、パフォーマンスも落ちます。

　誤って青い丸から曲げようとしていた人は、この魔法のイラストによって、各段に動きがスムーズになったと思います。

筋肉

　これまで筋肉を正しく意識すると、肉体をより構造に沿って合理的に動かせるというお話、魔法のイラストをお見せしてきました。

　より深く知りたいという方のために、ここでは筋肉についてさらに言及します。

　魔法のイラストの効果が、より高まると思います。

　骨を動かす筋肉を、骨格筋と呼びます。他にも、心臓を動かす心筋、内臓を構成する内臓筋があります。ですが一般的に筋肉と言えば、骨格筋を指します。

　筋肉が骨と骨をつないで、引っ張るから、骨が動くというわけです。

主役となる筋肉

　手を上げる、足を前に出す、胴体を横に傾けるなど、骨格筋は多種多様な動きを実現させます。それぞれの動きは、複数の筋肉が協力して行います。

　その際に、構造上、メインとして活躍する筋肉が意識されていることが重要です。

　魔法のイラストですと、ハムストリング (p58) が好例でしょう。前に進む時、太腿の前は主役ではありません。構造上は、太腿の裏側がメインになります。

　意識がメインから外れた時、身体機能はパフォーマンスを落とすのです。

起始（きし）と停止

　骨と骨とをつなぐ筋肉には、始まりと終わりがあります。起始（き し）と停止です。

　例外はありますが、起始は動かない方で、停止は動く方です。体の中心に近い方が起始、遠い方が停止という見方もあります。つまり骨は、体の中心に近い方を起点にして、遠い側を動かすものだということです。体幹部の中心の筋肉はややこしいですが、大ざっぱにそのように覚えておけば十分です。

　筋肉を動かそうとする時、動かし出す部分のイメージと起始とがズレると、明らかにパフォーマンスが落ちます。

　魔法のイラストだと、手の親指（p78）が好例でしょう。外側から見た親指のつけ根は、母指対立筋（ぼ し たいりつきん）では、既に停止に近い場所です。

　正しく起始を意識すれば、親指の動きが各段にダイナミックになります。

　首 (p6・10)、大腰筋（だいようきん） (p38・42) も、この理屈です。

骨

骨は外からは見えません。
見えないので、なかなか意識されません。

肘関節 (p62) や足首の関節 (p74) のように、骨から離れ、目に見える表面に意識が向きがちになります。
すると骨を動かすという本質から外れ、非効率な筋肉の使い方になってしまいます。

ただ身体の場所によっても違います。
例えば手首であれば、肘や足首ほどの差がありません。表面と関節との距離が短いからです。
意識が骨から遠く離れるほど、動きに無理が生じます。

意識が骨に向けば、骨を動かすための筋肉を、自然と効率的に使うようになります。
骨がどんな形で、どこにあって、関節はどう動くのか。
これを正しく理解するだけでも、肉体を動かす感覚が合理的に修正されます。
負担の軽減から、慢性的な筋肉のこりや痛みが改善されます。
運動能力も、飛躍的に向上する可能性があるのです。

コラム　運動能力（ゾーン）

　私は小学生の頃に、自分の運動能力が決して高い部類ではないと気づかされました。このような本を書いているくらいですから、みなさんは私を、運動能力に優れた人間だろうとイメージしていると思います。むしろ、まったく逆です。私は学校の体育では、5段階評価の2が定位置で、たまに3が取れるような子供でした。小学校の運動会では、レベルに分けての徒競走がありました。私はもっとも低レベルの第一レースの常連でした。ここで最下位になれば、学年ワーストになりますので、ここはここで熱い戦いがあります。

　スポーツも好きなのですが、学校で運動部には入れません。運動部は運動能力に秀でた生徒が集まる場所で、そうでない者が紛れ込んでは完全に場違い、ただの邪魔者です。

　しかし大人になると、健康のため、リフレッシュのため、趣味でスポーツを楽しむ層がいます。私は30歳近辺で、硬式テニスを始めました。テニスは、よりによって最も難しい部類のスポーツです。運動能力の高い人間であれば、何となくすぐに慣れて、ラリーができるようになります。しかし私のような人間は、かなり低い所からのスタートです。当てようとすればフォームが作れず、フォームを気にすれば当たりません。

　まだ初級だった頃、その体験が訪れます。当時の私は、速いサーブが打てません。強く打てばフォルト（入れる場所を外す）してしまうので、フワッとゆるいサーブを打っていました。初心者の女の子のようです。すると相手は、私をナメます。まあ、当たり前です。どうせ速いサーブは来ないのだと、サイドに寄ってセンターがガラ空きになりました。サーブがどこに来ても、フォアハンドで打ち返してくる気です。そこで私は、身の程知

らずにもムカッと来ました。疲労があり、やや頭がボケっとしていたのです。私はぼんやりと、

　「センターがガラ空きだな……センターの角に速いのを入れればエースが取れるな……どうせならスライスをかけて、バウンド後、相手から逃げるように鋭くカーブさせよう」

　と、考えました。トスして、ラケットを振ってインパクトした瞬間、狙い通りの高速スライスサーブがセンターの角に入りました。相手はラケットの先に当てるのが精一杯でネットにかけ、サーブでポイントが取れました。私は、よし！　狙い通りに完璧！　と心でガッツポーズをしました。

　……次の瞬間、我に返りました。あれ、今のサーブ、どうやって打ったんだ？？

　そうです。私はそんな高速スライスサーブなんて、打った経験がありません。打とうと練習したこともなければ、そもそも打ち方を知りません。こんな状態で、打ててしまったのです。

　これが ゾーン と呼ばれるものです。普段の自分とは次元の違うプレーを、難なく可能にする状態です。確かに私自身は、高速スライスサーブの打ち方からして知りません。しかし上級者のプレーを間近で見た経験、プロのプレーをテレビで見た経験ならあります。潜在意識には、高速スライスサーブの打ち方がインプットされていたのです。ゾーンに入って顕在意識が引っ込んだ時、潜在意識主導で放ったサーブは、一回の練習もなしでその動きを高い次元で再現させたということです。

　以降、5回以上はゾーンの体験をしています。その時は、やはり普段では絶対にできないプレーができます。せいぜい初中級レベル程度でしかありませんでしたが、その時だけは上級者です。体が勝手に動いて、最善の選択をしてくれる感覚です。

この時、本書でお伝えしている知識が加わっていたタイミングがあり、とても興味深い現象も起きました。

　相手は強烈なサーブを持っている中上級者です。私はリターンで構えていて、ゾーンに入っている自覚がありました。これなら、どんな速いサーブでも打ち返せるという確信がありました。ネットすれすれを通って高速サーブが体の正面に来ました。私は右足を引いて、フォアハンドで振るスペースを作りました。体のやや後ろ側でフェースに当てます。ストリングがボールに押されて凹む感触が伝わってきます。このタイミングで振ってしまったら、まともにボールが前に飛びません。私はそのままラケットをホールドし、凹んだストリングが反発して戻ってくるのを待ちました。手にその感触が伝わってくると同時に、背中の筋肉を使って相手に投げ返すようにスイングしました。

　結果、高速サーブに対して、高速リターンが深く返りました。ここで意識したのは、背骨をバネとしてイメージする感覚 (p32) です。

　ゾーンに入ると、潜在意識が自動的に最善の選択をしてくれます。本番で一度も成功したことのないプレーどころではなく、練習もしていないプレーを、ぶっつけで成功させてしまいます。ここに顕在意識の知識が加わった時、明らかに、動きがより合理的になった感覚がありました。顕在意識が知っていれば、なおさら、動きが明確になるのです。

　ですからぜひ、スポーツをされる方は、本書の魔法のイラストを見て、何度も試して反復させて、体に染み込ませてみてください。ゾーンとは言わずとも、普段の何気ないプレーに、そのエッセンスが入っていきます。

　もちろん、意図的にフォームやプレーに入れ込んでいくのが基本です。それにプラスして、無意識の動きの質まで変われば、とんでもない事になりそうですよね。

眼 筋

普通に、
目で周囲のものを
見渡してください。

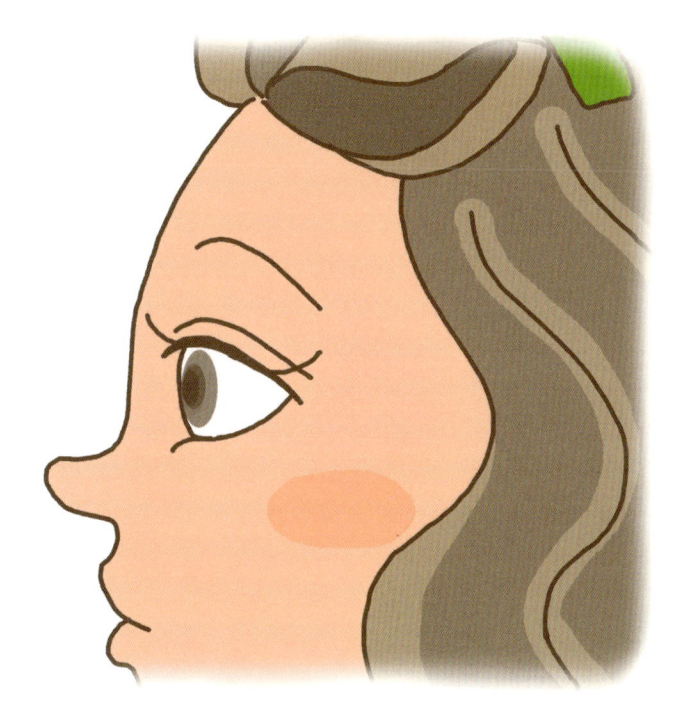

魔法のイラスト

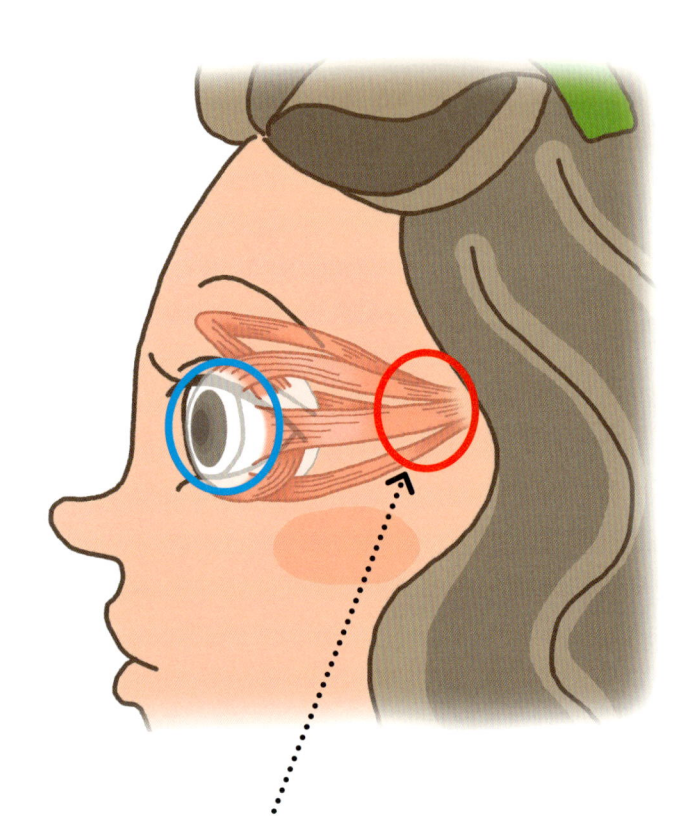

目の奥を意識すると、眼筋が使いやすくなる!

眼筋のヒミツ

　ものを見ようとすると、目そのもの、眼球（がんきゅう）に意識が向くのが普通です。青い丸の場所ですね。すると眼球の動きを制限してしまいます。

　人は見たいものに向けて、眼球を動かします。それを可能にするのが、眼筋（がんきん）と呼ばれる複数の筋肉です。一つのつけ根からぐるっと眼球を包み込むように付着して、繊細（せんさい）な動きを実現しています。眼球に意識を向けると、その眼筋を不必要に固めてしまうのです。

　イラストの赤い丸を意識して、周囲のものを見てください。どうでしょう？　何となく、見え方が違うのに気づきましたか？

　眼筋の根元を意識すると、視野が広がります。また遠近をより強く感じられるようになり、立体感が上がります。眼筋で遠近調整をしているとする立場は、専門家の間でも少数派のようです。しかしこの結果を見る限り、まったく無縁でもなさそうですね。

　広い範囲の複数の動きを同時に追うサッカーのようなスポーツで、すぐにでも効果を発揮するでしょう。絵や小説など、表現をする人にとっても、作品の質が変わるかもしれません。

毛様体筋

近くを見て、

遠くを見て、

と交互に

繰り返してください。

遠近の焦点を

合わせる行為です。

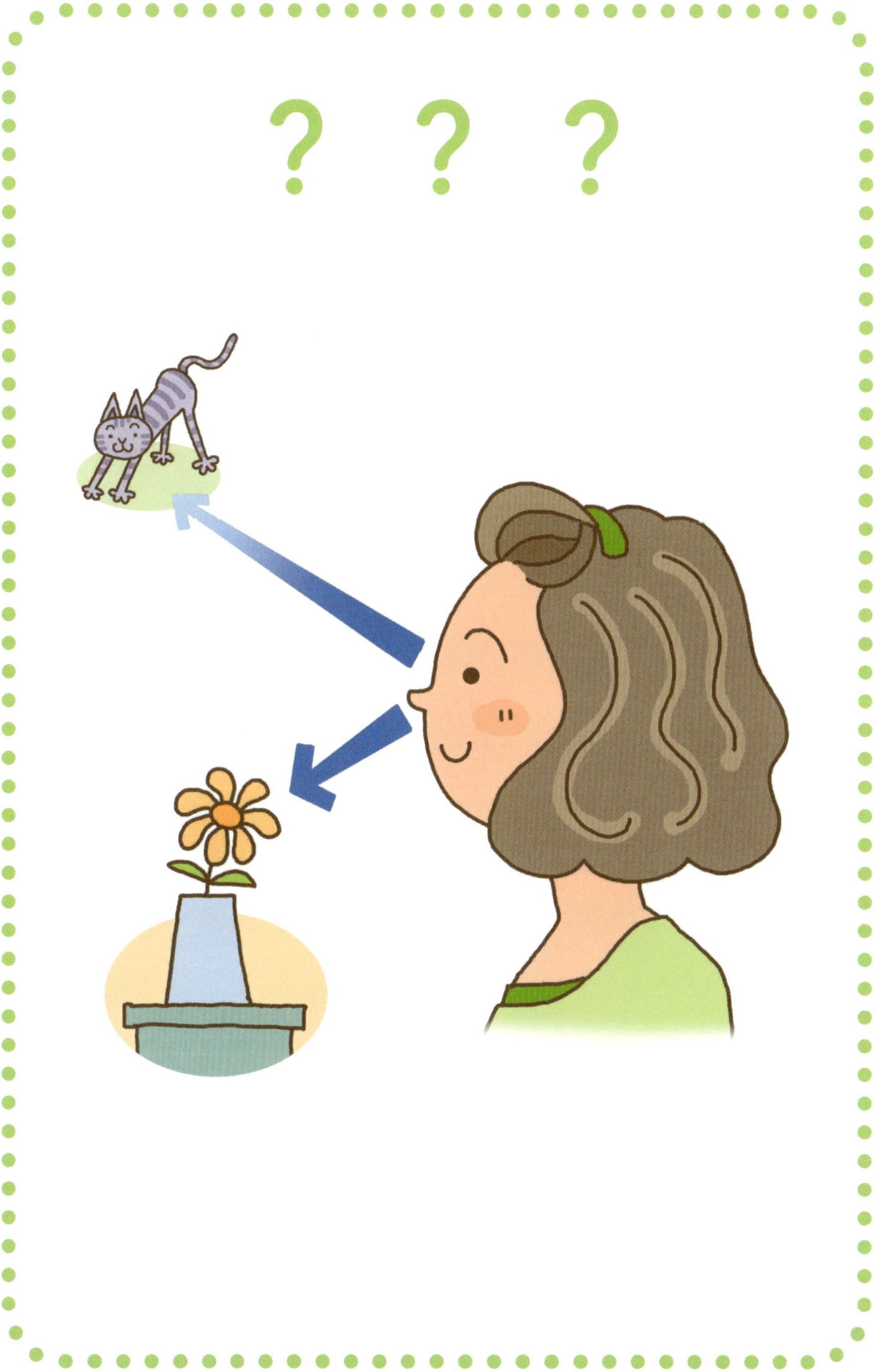

魔法のイラスト

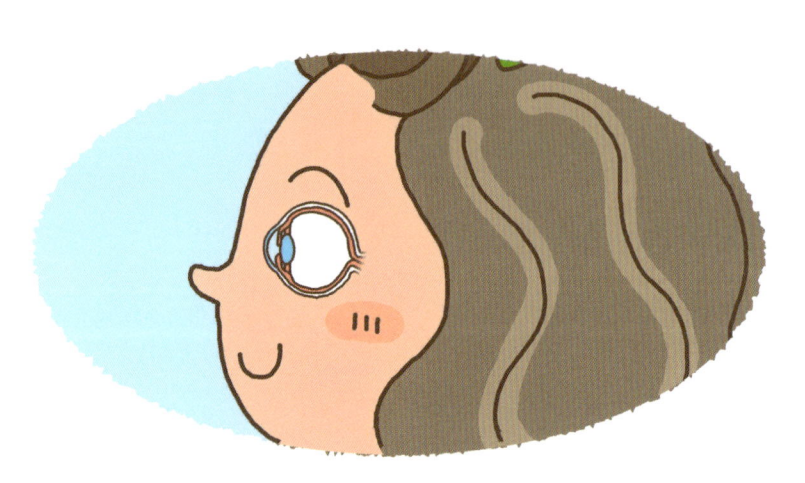

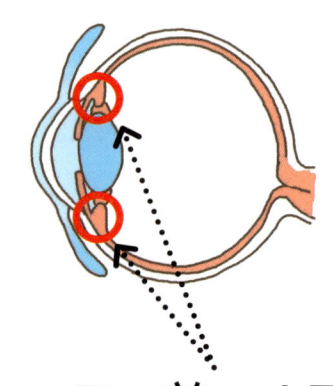

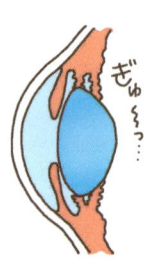

近くを
見る時

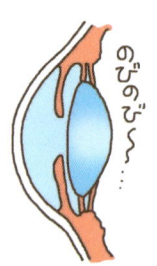

遠くを
見る時

目の前の上下にある
「毛様体筋」を意識する！

毛様体筋のヒミツ

　眼球の前側には、カメラのレンズに当たる水晶体があります。光が水晶体を通過して、網膜がそれを電気信号に変えて脳に送り、映像として認識されます。

　水晶体を縮めると近いものに、引き伸ばすと遠いものに焦点が当たります。その伸び縮みをさせる筋肉が、赤い丸の毛様体筋です。

　多くの人は、水晶体や網膜などを細かく分けて意識しておらず、せいぜい眼球という単位でしか捉えていません。「眼球でものが見えている」くらいの、何となくの意識です。それでも不自由なく、ピントを合わせてものを見られます。

　しかし毛様体筋、目の前側の上下を意識すると、水晶体を伸縮させる機能が高まります。遠近のピント調整が、より自由自在にスピーディーになります。毛様体筋に力を入れて、無理に動かそうとしなくても大丈夫です。ただその場所を意識するだけです。

　毛様体筋を意識しながら、遠近のピント調整を練習してみてください。

　近視や遠視などを改善する目のトレーニングがありますが、毛様体筋を意識すると、相乗効果が期待できます。

お辞儀

普通に、

お辞儀を

してみてください。

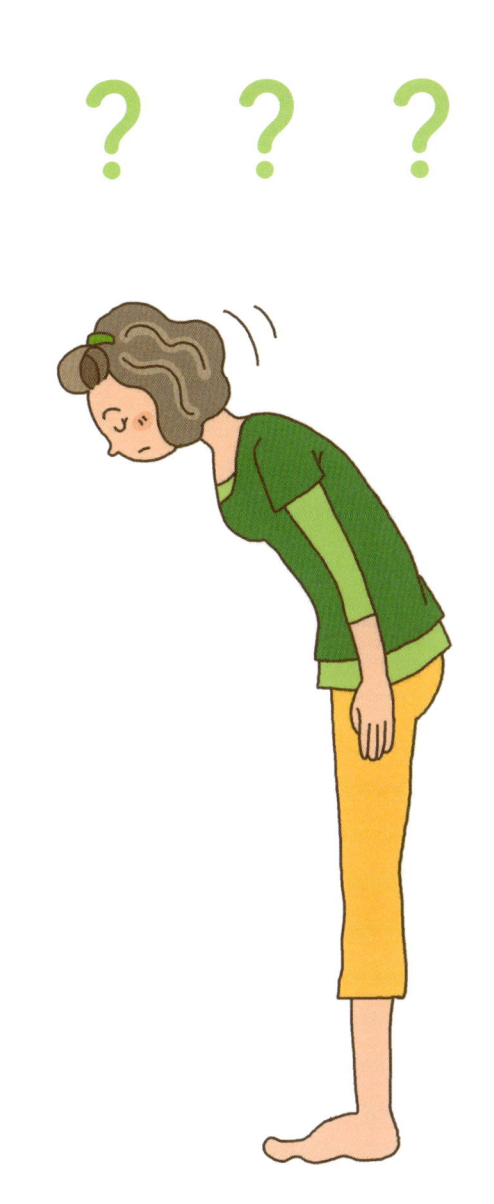

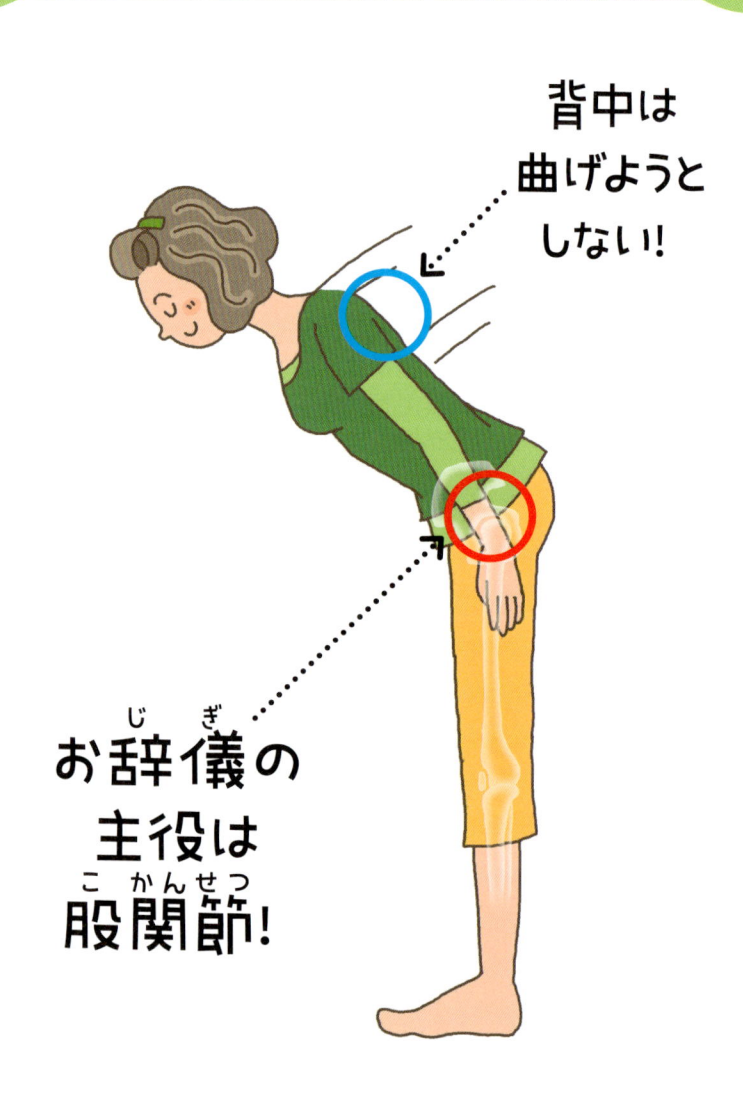

背中は
曲げようと
しない!

お辞儀の
主役は
股関節!

お辞儀のヒミツ

　左ページの魔法のイラストのお辞儀（じぎ）と、前ページのお辞儀との違いがわかりますか？　前ページでは、青い丸の背中を曲げようと意識しています。魔法のイラストでは、赤い丸の股関節（こかんせつ）を強く意識しています。

　お辞儀というと、背中を前に曲げる作業だと思っている人がほとんどです。
　しかし背中は、実はあまり前には曲がりません。
　大きく曲げているのは、むしろほとんど意識されていない股関節の方です。

　背中を意識したお辞儀は、まず背中から曲がり始めてすぐに限界となり、次に股関節を曲げます。股関節を意識したそれは、股関節から曲がり始めて、背中はあまり曲げません。二つのお辞儀を、やり比べてみてください。
　この小さな意識の違いが、見た目のきちんとした感、美しさでは大きな差になります。
　背中で曲げるお辞儀は、だらしなく、しまりのない印象となります。股関節から曲げるお辞儀は、その逆で、人間性まで真面目で誠実に見えます。肉体的にも、背中と腰にかかる負担は段違いです。

首と頭

重い頭を、

首が支えています。

頭蓋骨と首の骨、

その境界線は

どこだと思いますか?

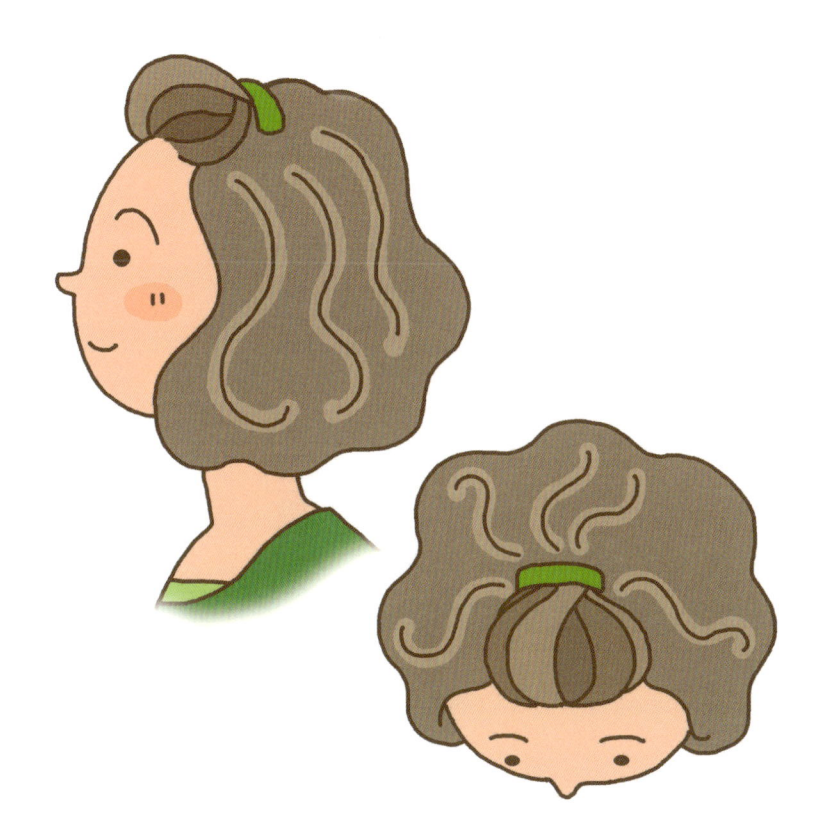

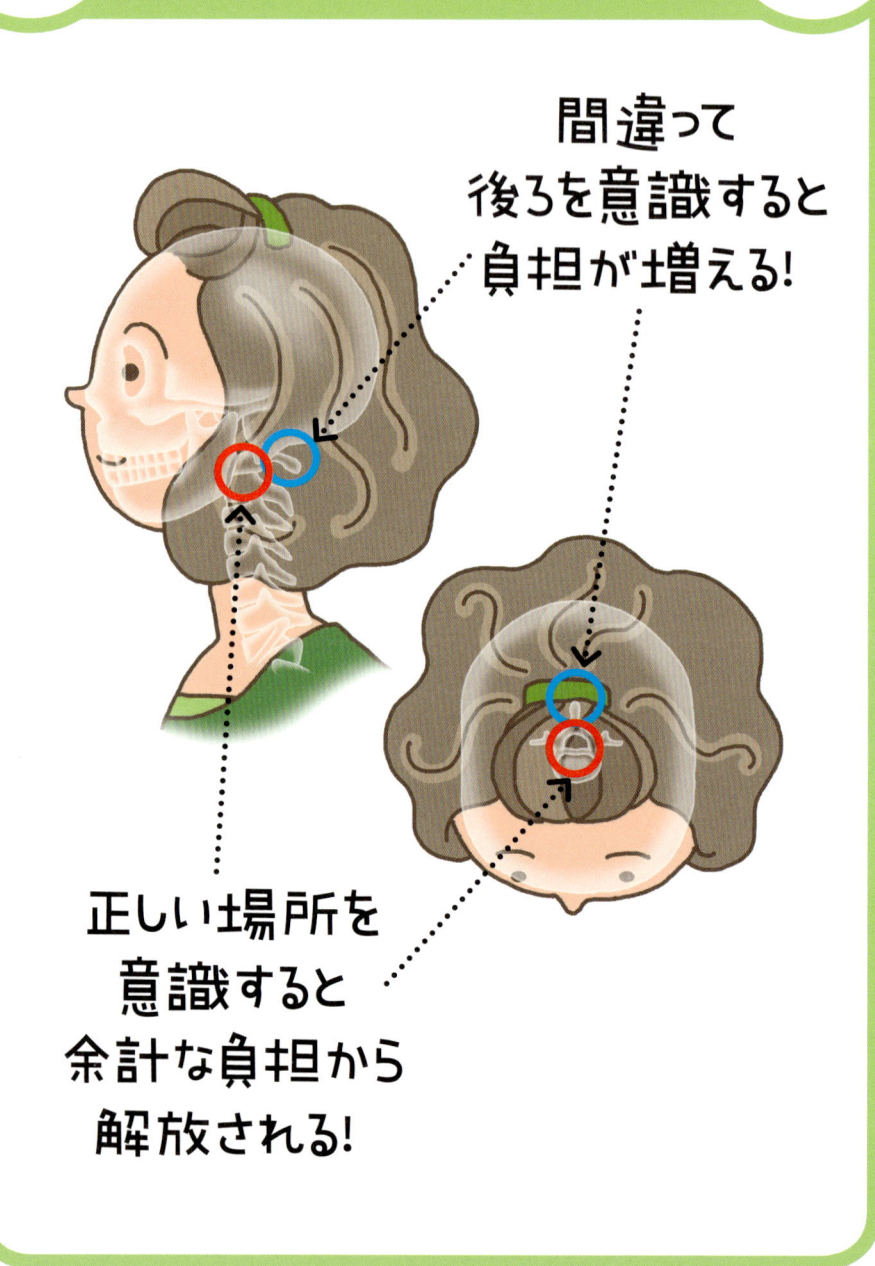

間違って
後ろを意識すると
負担が増える!

正しい場所を
意識すると
余計な負担から
解放される!

首と頭のヒミツ

赤い丸の場所が、正解です。

ここよりも少し後ろ、背中側の青い丸のあたりをイメージした人が多いのではないでしょうか。

首の骨をよく見てもらうと、後ろ側にでっぱりが付いています。体感も後ろ側に強くなる傾向があり、無意識に誤ったイメージになってしまいます。すると頭が首の骨に乗っている場所のイメージも、当然、後ろ側にズレてしまうというわけです。

この間違ったイメージは、首の後ろ側を緊張させます。そこで頑張って力を入れて、頭を支えようとするからです。それを正しく、赤い丸の場所に意識を修正してみてください。途端に頭が軽く感じられ、安定感が増すと思います。

この誤ったイメージは、頭痛、首・肩のこりや痛みに直結します。そこからどのような不調につながるか解らない危険なものです。

修正されたイメージで、頭をいろいろと動かしてみましょう。首が硬直から解放されて、実に楽だと実感できるはずです。

あ ご

大きく、何度か
口を開けて閉じてを
繰り返してください。

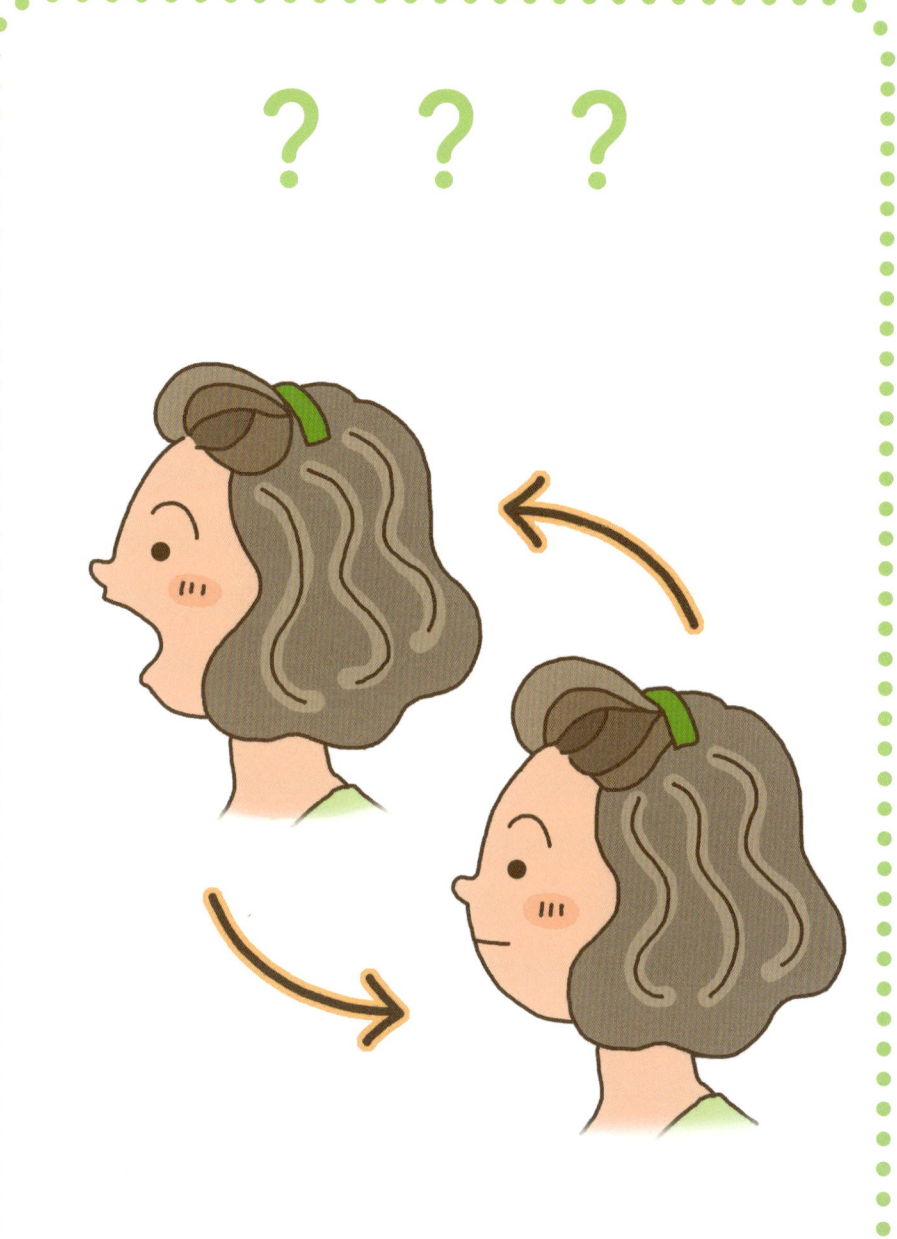

115

魔法のイラスト

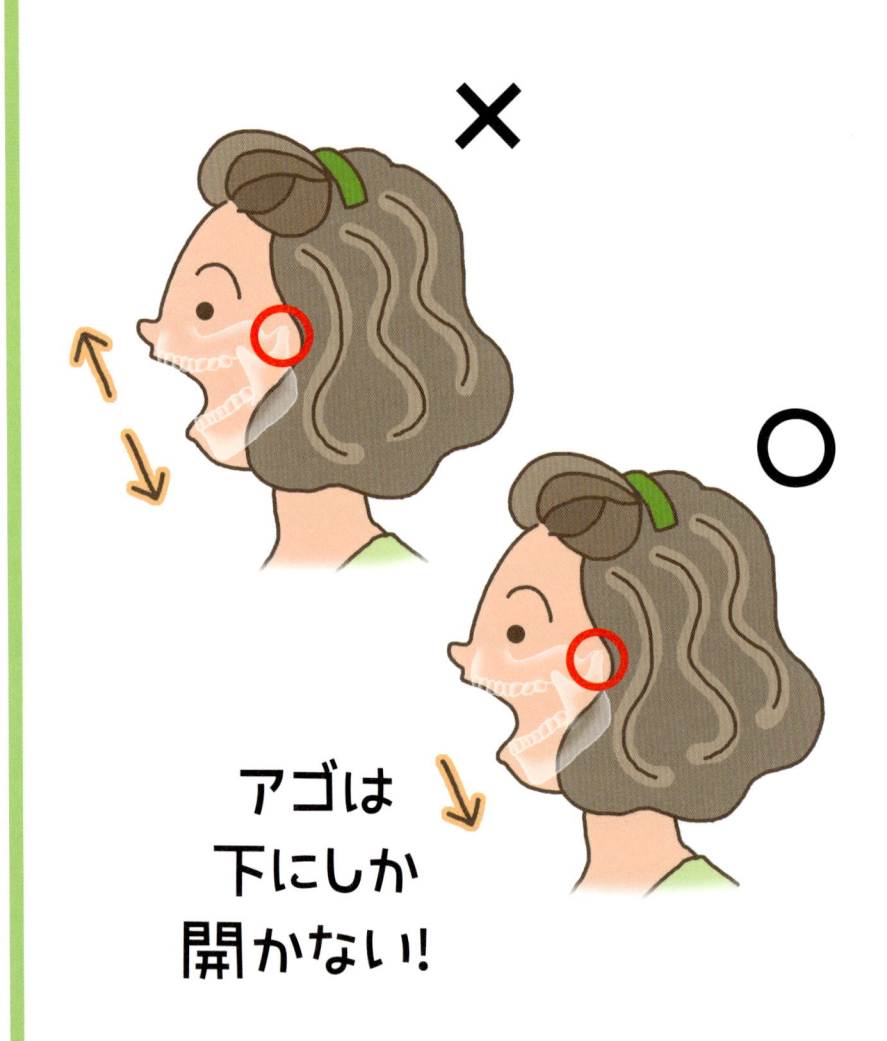

✕

○

アゴは
下にしか
開かない!

あごのヒミツ

　口を開く時、多くの人が上のイラストのイメージを持っていますが、これは間違いです。口を上下に広げる動き方は、錯覚です。

　赤い丸の箇所が顎関節です。顎関節は、下あごを下げるように動きます。上あごを上げる機能はありません。この勘違いをしていると、あごに構造にはない無理な動きを強いる形になって、ぎこちなくなります。

　試しに、下あごを手で押さえて動かないようにして、上あごだけを上に動かそうとしてみてください。……できませんよね。

　次に鼻と上唇の間あたりを押さえて動かないようにして、下あごだけを動かそうとしてみてください。こちらは、簡単にできたはずです。

　この正しいイメージを持つと、あごの動きがより自由自在になります。p120-121の舌の意識と合わせて活用すれば、驚くほどに滑舌が良くなるでしょう。

　また筋肉の動かし方が合理的になって、音程の調整や声量も改善されます。意味のない無理な動きから解放された分、それを合理的な動きに回せるからです。

舌

有名な早口言葉、
「生麦生米生卵（なまむぎなまごめなまたまご）」を
確実に発音してください。
確実に発音できる範囲で、
どこまで早くなるかを
試してください。

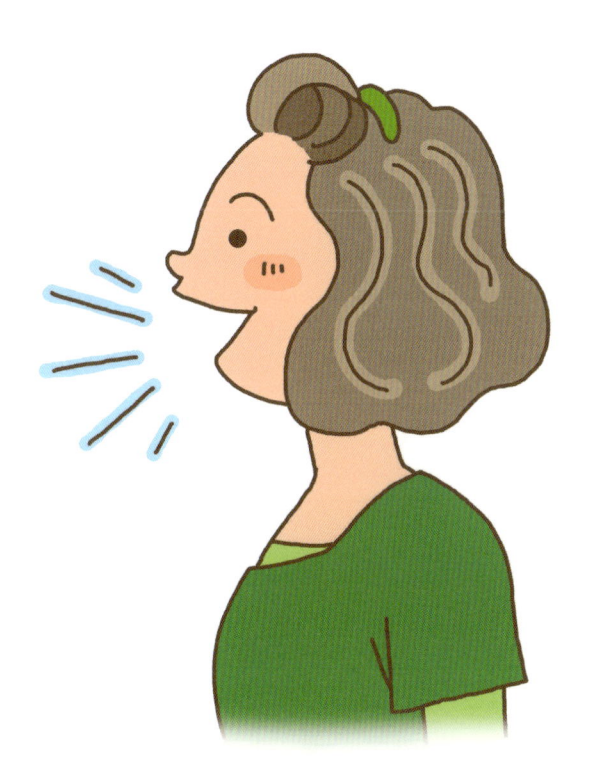

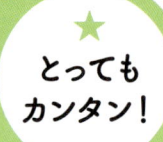
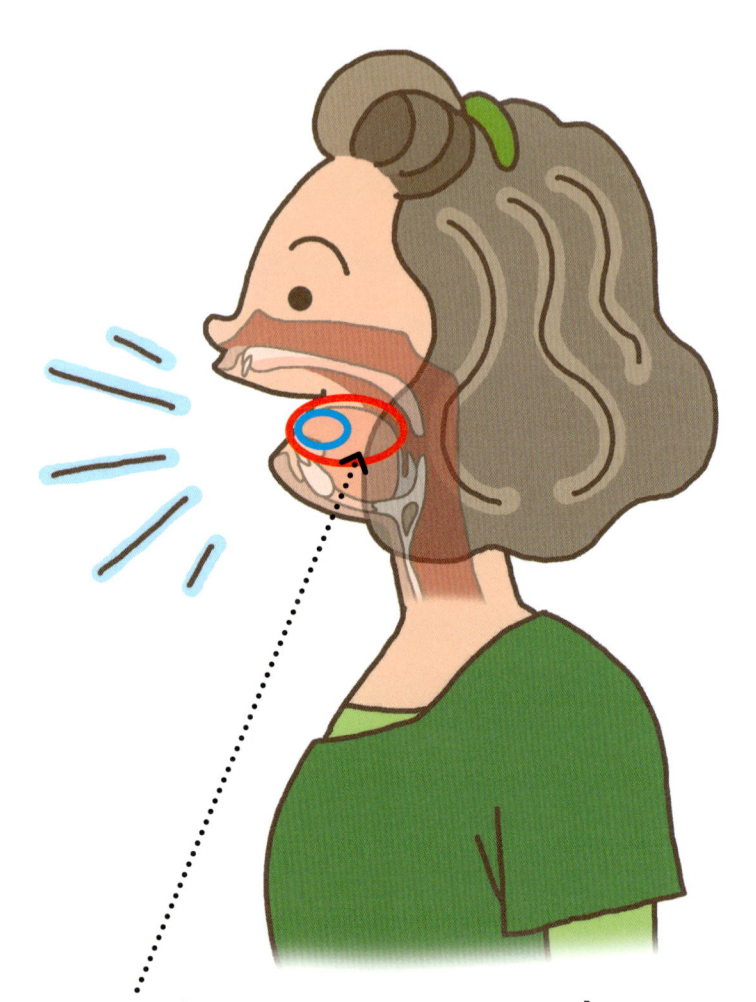

先から奥まで、舌全体を意識する
→滑舌が良くなる！

舌のヒミツ

　舌は、内部がほぼ筋肉で出来ています。自由自在に変形して動き回れます。声帯から発せられた音は、舌と口の動きでアレンジされて、バリエーション豊かな発音となります。舌の動きが悪ければ、音が不明瞭であったり、音から音への切り替えが下手になったりします。端的に言えば、滑舌が悪いということです。

　舌の動きが鈍くて滑舌が悪くなる人には、筋肉や神経などに異常がないという前提で、ある共通の傾向があります。

　それは舌を全体として使っておらず、前側だけを意識して動かしているということです。もちろん、舌の後ろ側も動いてはいます。けれども意識が前に集中しているため、後ろ側の動きが鈍くなっているのです。

　意識を赤い丸のように舌の奥まで、全体に広げてください。声を出さずに動かしてみても、より自由自在になると思います。

　そこで先ほどの「生麦生米生卵」にチャレンジしてください。この早口言葉は、舌を動かすのに忙しいです。慣れてくると、舌全体を意識した方が、明らかに滑舌が回るのを実感できるでしょう。

声　帯

普通に、
何も意識せずに
声を出してみてください。

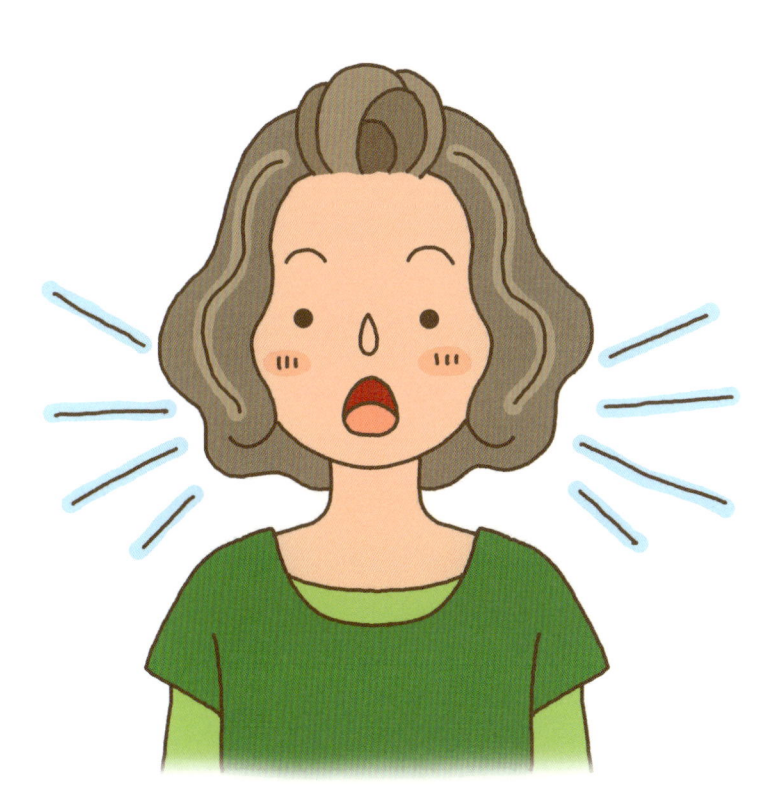

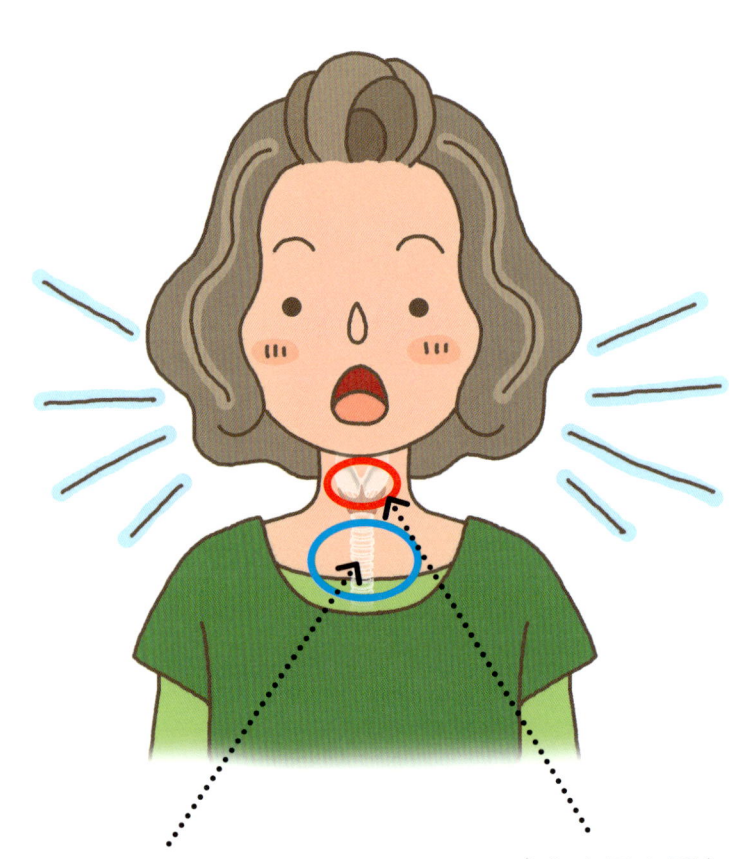

胸を意識すると
喉（のど）が自由になる!

（上級編）
声帯（せいたい）を
ほんの少しだけ
意識する!

声帯のヒミツ

　赤い丸の所に、声帯があります。肺から出された空気が声帯を通って、音になります。声帯が開いていると低い音になり、狭まると高い音になります。ここを開け閉めして、声のトーンを調整しているのです。

　だから声を出す時、喉に意識が向きがちです。すると喉に力が入ります。声帯は筋肉ではありませんから、自分では動けません。周りの筋肉で動かしています。喉に意識を向けると、筋肉が硬くなって、声帯を自由に動かせなくなります。声を出すのが苦しくなるんですね。

　そこで青い丸を意識して、声を出してみてください。声帯の周りの筋肉が自由になって、声が出しやすくなります。カラオケでも、高音、低音の調整がうまくなるかもしれませんよ。

　加えて、少しだけ上級編です。基本は青い丸を意識するのですが、ほんの少しだけ声帯の場所もピンポイントで意識してみてください。喉広域ではなく、声帯をピンポイントに、が重要です。

　口から音を出す間違ったイメージを持っている人は、これでより音が太く伸びるようになります。

声

「ア〜」と、
大きな声を
出してください。

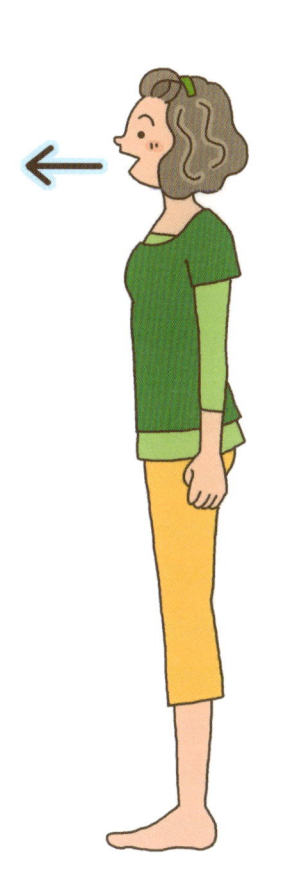

遠くに声を届ける意識をすると、
筋肉の使い方が変わる→声量UP!

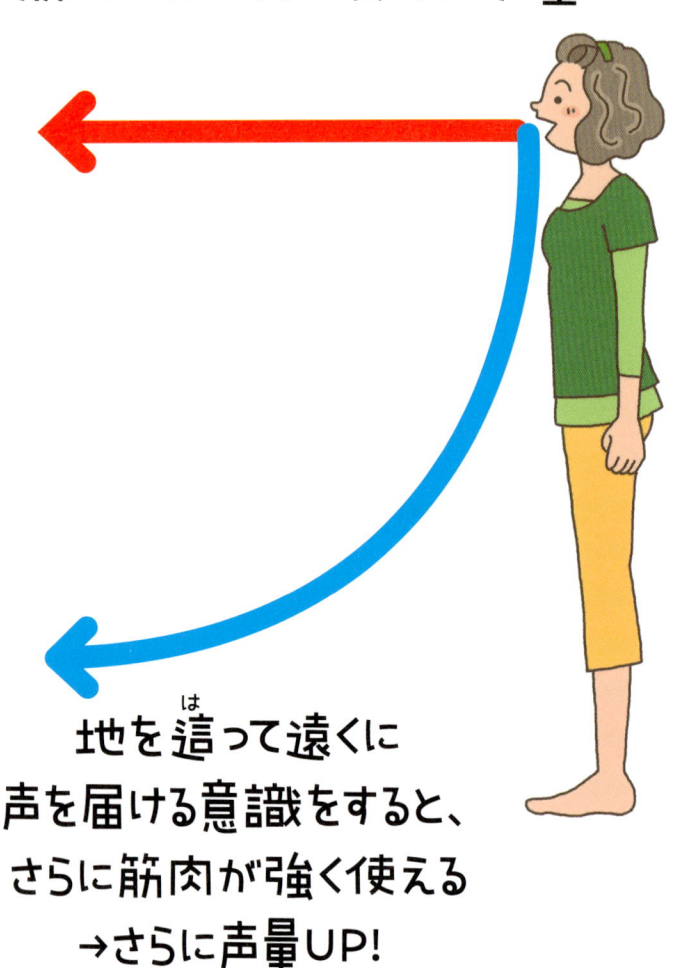

地を這^はって遠くに
声を届ける意識をすると、
さらに筋肉が強く使える
→さらに声量UP!

声のヒミツ

　イラストには、二つの矢印があります。

　まずは赤い矢印のように真っすぐ、遠くに声を届かせようと意識して、「ア〜」と、大きな声を出してみてください。どうでしょうか。先ほどよりも声に厚みが増して、大きく響くようになったと思います。

　声は、筋肉を使って出します。

　何も意識せずに声を出すと、口から声を発することに意識が向きます。すると、声を口から出すことを目的にした筋肉の使い方になります。赤い矢印のように遠くに目標を置くと、今度は、遠くまで声を届かせることが目的になります。筋肉の使い方も、それに応じて変わるのです。結果として、声量が上がります。

　それでは次に、もう一つの青い矢印の動きを意識してください。顔は下げずに真っすぐ前を向いたまま、声を斜め下に落として地を這うように前進していく軌道をイメージします。「ア〜」と、大きな声を出してみてください。どうでしょう？

　うまくイメージできれば、さらに声量が増したはずです。この軌道イメージは腹筋を強く働かせる効果があり、声の質をよりパワフルにしてくれます。

歌　声

　私は決して、歌のうまい人間ではありませんでした。喉を締めて声帯を硬直させていたので、音程を自由に調整できません。特に高音が厳しい。腹筋を使えていなかったので、声量もありません。身体という楽器をこれでもかというくらい低スペックにチューニングして、苦労して声を出していました。さらには、滑舌も悪くて、一語一語が今一つ不明瞭です。

　歌い出しがあって、サビがあるじゃないですか。サビになると声量を上げて盛り上げますが、私の声量では、歌い出しのところで既に MAX です。サビに入ってもギアを上げられません。

　ただ低音だけは得意で、今にして思えば、これは上記の問題が意図せずに改善されたからです。喉の締め付けがゆるんで、腹筋が使えるようになっていました。

　本書の内容を実践した結果、高音も出せるようになって声量も上がり、滑舌も良くなりました。低音は低音で、より質が上がりました。とてつもなく歌のうまい人にはなれていませんが、「うまい」と言ってもらえるぐらいにはなれています。

　ビブラートであるとか、ミックスボイスであるとか、それはまた専門的な技術と練習を必要とするものです。

　本書の魔法のイラストを繰り返し実践して、まずは高性能の楽器にチューニングしてください。その上で、より高みに行きたい人はそれを目指してください。

　歌声をテーマにしていますが、これは普段の会話、大勢を前にしてのスピーチ、舞台役者のセリフなど、全てに通じるものです。

　私は民間療法の治療院で、大勢の健康に悩む方を見てきています。

　その中で、筋肉を柔軟に保つ重要性を身に染みて実感しています。

　筋肉が硬直すれば、発揮できるパワーと耐久性が落ちます。一つの動作は、複数の筋肉が共同作業で行います。

　だから一つの筋肉が硬直して使えなくても、他の筋肉がその溝を埋めてサポートすれば支障なく動きを完成させられます。

　けれどもその状態が続けば、他の使える筋肉もオーバーワークによって硬くなります。

　そこからケガをしやすくなり、気づけば硬い部分に引っ張られる形で骨格の歪みも生じています。

　骨格の歪みは特定の筋肉に過度な負担を強いる形になり、状態は雪だるま式に悪くなっていきます。

　年配の方で、体を歪めてぎこちなく動いている方を多く見かけますが、その多くは、このように負のスパイラルに入り込んでしまった人達です。

　本書は、筋肉の硬直を防ぐという観点からも、非常に有益です。

　肉体の構造とイメージとが一致した時、筋肉への余計な負担がなくなるからです。

　そこから慢性的な痛みや歪みからの解放さえも、期待できます。

　また筋肉を伸ばすという作業も、かなり重要になります。

年齢が上がれば上がるほど、伸ばさない筋肉は硬くなりやすくなります。
　全身の筋肉を、日常的によく伸ばすようにしてください。

　加えて、冷えと睡眠です。
　冷えれば筋肉は硬くなり、全身のレベルで血行も悪くなります。
　睡眠が不十分だと、筋肉がゆるみ切らずに活動を始めなければいけません。

　一日の終わりに、38〜39度の温度設定で30分以上の入浴を行い、身体が温まっている内に睡眠に入ります。
　睡眠時間は、個人差はありますが、6〜7時間は欲しいです。
　これを日課にするだけでも、体調が大幅に向上する方が多いですよ。
　長湯になりますので、胸の前は空けておいてください。
　半身浴でも、寝そべる形で背中に湯がついても構いません。
　冬、寒ければ、数秒間の全身浴をしてまた胸を出すようにすれば大丈夫です。

おわりに

いかがでしたでしょうか。

正しくイメージするだけで、こんなにも変わってしまうものなのかと、驚かれた方も多いと思います。

私は『ねこ背は治る！ 知るだけで体が改善する「4つの意識」』という本で、出版界にデビューしました。

そこでも肺、ねこ背の仕組み、肩甲骨(けんこうこつ)、大腰筋(だいようきん)をご紹介させていただいています。

ベストセラーとなり、お葉書、amazonレビュー、ブログ、twitterなどで、非常に多くの反響を頂きました。

ねこ背が本当に治った！ という声を多く頂戴(ちょうだい)した他にも、肺の大きさを意識しただけで、腕のしびれが治ったおばあさん。肩甲骨が腕のつけ根だと知って、車を整備する仕事が楽になった整備技師。大腰筋を足のつけ根と意識しただけで、大幅にタイムを更新した長距離ランナーなど、何とも嬉しい様々な健康効果、運動効果がもたらされていました。

私はこの喜びと感動を、一人でも多くの人達に届けたい！ と思い、この本の「魔法のイラスト」という形でご提案をしました。

内容も、さらに盛りだくさんで充実です。

もっとスポーツを上達させたい、もっと健康になりたい、もっと上手に歌いたい、もっと前向きに生きたい、全ての人のためにこの本はあります。

本書があなたの人生をより豊かにしてくれれば、何よりの喜びです。

ご縁を頂き、ありがとうございます。

[著者プロフィール]

小池義孝（こいけ・よしたか）一義流気功治療院院長

昭和 48 年生まれ。

平成 18 年、「気功治療院 一義流気功」を東京都に開設。

翌年に気功治療の技術を伝える、「一義流 気功教室」を開設。

気功治療の内容はどの流派にも属さず、独自の道を歩み続ける。

見えない気功という世界でありながら、明確な論理に裏付けられているのが特徴。主に現代医療や一般的な療法で行き詰まった人達に施術をしている。

ベストセラー『ねこ背は治る！ 知るだけで体が改善する「4つの意識」』（自由国民社）他、著作多数。

一義流気功　町屋治療院

http://www.ichigiryu.com/

一義流　気功教室

http://www.healing-t.com/

Twitter

http://twitter.com/koikeyoshitaka/

FACEBOOK

http://www.facebook.com/koikeyoshitaka/

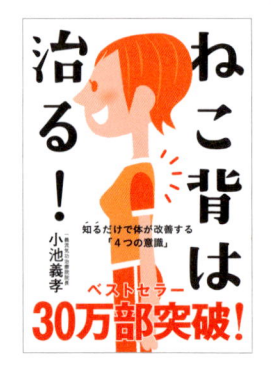

[メディア出演] ＮＨＫ、フジテレビ、朝日新聞、ＴＢＳラジオ、JAPAN FM NETWORK、安心、ゆほびか、週刊女性、ＭＯＲＥ、セブンティーン、致知、サンケイスポーツ……等多数。

[著書] 国内 10 冊、海外翻訳版 3 冊。『ねこ背は治る！』は、ビジュアル版、文庫版と合わせて 60 万部を超えるヒット。

[取材・講演依頼はこちらまで]

〒 116-0002 東京都荒川区荒川 6-52-1 1F

一義流気功治療院

mahono719@gmail.com （専用アドレス）

http://goo.gl/KSCmbS （申し込み、お問い合わせフォーム）

Special Thanks to

イラスト　あべゆきこ・株式会社コヨミイ

健康になる！運動能力が上がる！
見るだけで体が変わる魔法のイラスト

2017年（平成29年）12月26日　初版第1刷発行
2018年（平成30年）2月1日　初版第4刷発行

著　者　小池 義孝
発行者　伊藤 滋
発行所　株式会社自由国民社
　　　　東京都豊島区高田 3-10-11　〒 171-0033
　　　　http://www.jiyu.co.jp/
　　　　振替 00100-6-189009
　　　　電話 03-6233-0781　（代表）
造　本　ＪＫ
印刷所　大日本印刷株式会社
製本所　新風製本株式会社